消毒供应标准汇编
（下）

国家卫生健康委医院管理研究所　编

中国质量标准出版传媒有限公司
中国标准出版社
北京

图书在版编目(CIP)数据

消毒供应标准汇编.下/国家卫生健康委医院管理
研究所编.—北京:中国质量标准出版传媒有限公司,
2024.3
　ISBN 978-7-5026-5282-1

　Ⅰ.①消…　Ⅱ.①国…　Ⅲ.①消毒—卫生标准—
中国　Ⅳ.①R187-65

中国国家版本馆 CIP 数据核字(2023)第 230871 号

中国质量标准出版传媒有限公司
中　国　标　准　出　版　社　出版发行
北京市朝阳区和平里西街甲 2 号(100029)
北京市西城区三里河北街 16 号(100045)
网址 www.spc.net.cn
总编室:(010)68533533　发行中心:(010)51780238
读者服务部:(010)68523946
中国标准出版社秦皇岛印刷厂印刷
各地新华书店经销

*

开本 880×1230　1/16　印张 17.5　字数 530　千字
2024 年 3 月第一版　　2024 年 3 月第一次印刷

*

定价 80.00　元

编　委　会

前　言

消毒供应中心是承担医院重复使用的诊疗器械、器具和物品清洗消毒、灭菌以及无菌物品供应的部门。我国改革开放以后,各地医疗机构开始学习借鉴国外先进的医院管理经验和管理模式,并将负责医院复用医疗器械和复用敷料等物品的再处理部门称为"消毒供应室"。1998年,卫生部首次印发《医院消毒供应室验收标准(试行)》(以下简称《验收标准》),明确规定消毒供应室的建筑要求、人员编制、领导体制、必备条件和管理要求,并且在附件中规定输液、输血器、注射器洗涤操作规程,以及输液、输血器和注射器洗涤质量检验标准。《验收标准》是我国第一部关于消毒供应中心的验收文件,颁布后成为医院消毒供应室在管理及建设方面的政策依据。同年,卫生部印发《医院消毒技术规范》,强调要通过物理监测、化学监测和生物监测的方法确定灭菌物品是否合格。1994年,《医院感染管理规范(试行)》发布,把消毒供应室纳入医院感染重点部门,要求按照《验收标准》管理,并提出消毒灭菌原则和消毒灭菌效果监测要求,即压力蒸汽灭菌必须进行工艺监测、化学监测和生物监测。

1995年,《医院消毒卫生标准》(GB 15982—1995)、《消毒与灭菌效果的评价方法与标准》(GB 15981—1995)两项国家标准发布,进一步规范了医院消毒灭菌工作。

2000年,卫生部修订并发布《医院消毒技术规范(第二版)》,从消毒灭菌技术角度,对医院消毒供应室操作流程提出规范要求。同年,卫生部又颁布《医院感染管理规范(试行)》,明确定位医院消毒供应室是医院感染预防控制重点部门,需要完善消毒供应部门的管理与技术要求。

为贯彻落实修订后的《中华人民共和国传染病防治法》和《医院感染管理办法》有关诊疗器械消毒灭菌的相关规定,加强和规范医院对消毒供应工作的管理,规范医务人员关于诊疗器械清洗消毒技术操作行为和灭菌效果监测,预防和控制器械相关的医院感染,保障患者的生命安全和身体健康,2009年,卫生部发布《医院消毒供应中心　第1部分:管理规范》(WS 310.1)、《医院消毒供应中心　第2部分:清洗消毒及灭菌技术操作规范》(WS 310.2)、《医院消毒供应中心　第3部分:清洗消毒及灭菌效果监测标准》(WS 310.3)(简称"三项标准"),消毒供应中心进入高速发展时期。三项标准重点解决了"复用医疗器械集中管理"的问题,使消毒供应中心真正承担起对医院所有重复使用的诊疗器械、器具和物品清洗消毒、灭菌以及无菌物品供应的功能,以适应医院感染防控的新挑战和新要求,确保复用诊疗器械、器具和物品的再处理环节达到行业质量标准。

2017年8月,国家卫生与计划生育委员会发布《关于深化"放管服"改革,激发医疗领域投资活力的通知》,新增5类独立设置的医疗机构类别,包括康复医疗中心、护理中心、消毒供应中心、中小型眼科医院和健康体检中心，为第三方消毒供应中心承接医院消毒灭菌业务服务指明了方向。

2018年6月，国家卫生健康委员会发布《关于印发医疗消毒供应中心等三类医疗机构基本标准和管理规范（试行）的通知》，出台了《医疗消毒供应中心基本标准（试行）》和《医疗消毒供应中心管理规范（试行）》，对医疗消毒供应中心管理及质量控制提出了要求。

本书是国家卫生健康委医院管理研究所历时一年收集整理的与消毒供应中心工作相关的规范、标准和文件。全书分为上、中、下三册，上册为消毒供应中心管理相关标准、医院感染和消毒相关的标准，中册主要涉及化学消毒剂、清洗消毒设备设施、灭菌设备和灭菌监测相关标准，下册为最终灭菌医疗器械包装相关标准和其他标准。本书内容涵盖消毒供应中心工作的体制机制建设、重要流程和环节要求，可供消毒供应中心人员培训学习和业务参考。来自多家单位的消毒供应、医院感染管理、消毒学方面的专家对本书编写工作倾注了极高的热情和大量的精力，来自清洗、消毒与灭菌技术、最终灭菌包装技术等方面的专家对本书给予了大力支持，在此向他们表示由衷的感谢。

限于编者的经验和水平，加之相关技术的飞速发展，书中难免有疏漏之处，恳请各位读者和同行提出宝贵意见。

编者
2024年3月

目　录

（下）

一、最终灭菌医疗器械包装相关标准

ICS 11.080.30
C 47

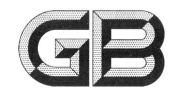

中华人民共和国国家标准

GB/T 19633.1—2015/ISO 11607-1:2006
部分代替 GB/T 19633—2005

最终灭菌医疗器械包装
第 1 部分:材料、无菌屏障系统和
包装系统的要求

Packaging for terminally sterilized medical devices—
Part 1:Requirements for materials,sterile barrier systems and
packaging systems

(ISO 11607-1:2006,IDT)

2015-12-10 发布

2016-09-01 实施

中华人民共和国国家质量监督检验检疫总局
中国国家标准化管理委员会 发布

前　言

GB/T 19633《最终灭菌医疗器械包装》分为两个部分：
——第 1 部分：材料、无菌屏障系统和包装系统的要求；
——第 2 部分：成形、密封和装配过程的确认的要求。

本部分为 GB/T 19633 的第 1 部分。

本部分按照 GB/T 1.1—2009 给出的规则起草。

本部分部分代替了 GB/T 19663—2005《最终灭菌医疗器械的包装》，与 GB/T 19663—2005 相比主要技术内容变化如下：
——细化了包装系统的设计和开发的考虑因素；
——增加了包装系统性能试验；
——增加了稳定性试验；
——增加了需提供的信息；
——增加了附录 A、附录 B。

本部分使用翻译法等同采用国际标准 ISO 11607-1:2006《最终灭菌医疗器械包装　第 1 部分：材料、无菌屏障系统和包装系统的要求》。

请注意本文件的某些内容可能涉及专利。本文件的发布机构不承担识别这些专利的责任。

本部分由国家食品药品监督管理总局提出。

本部分由全国消毒技术与设备标准化技术委员会(SAC/TC 210)归口。

本部分起草单位：国家食品药品监督管理局济南医疗器械质量监督检验中心。

本部分主要起草人：吴平、张丽梅、刘成虎。

本部分所代替标准的历次版本发布情况为：
——GB/T 19633—2005。

引　言

设计和开发最终灭菌医疗器械包装的过程是一项复杂而重要的工作。器械组件和包装系统共同构建了产品的有效性和安全性,使其在使用者手中能得到有效使用。

GB/T 19633 的本部分为考虑材料范围、医疗器械、包装系统设计和灭菌方法方面规定了预期用于最终灭菌医疗器械包装系统的材料、预成形系统的基本要求。GB/T 19633.2 描述了成形、密封和装配过程的确认要求。本部分规定了所有包装材料的通用要求,而 YY/T 0698.1~YY/T 0698.10 则规定了常用材料的专用要求。GB/T 19633 的两个部分还设计成满足《欧洲医疗器械指令的基本要求》。

为具体材料和预成形无菌屏障系统提供要求的标准见 YY/T 0698 系列标准。符合 YY/T 0698.1~YY/T 0698.10 可用以证实符合本部分的一项或多项要求。

最终灭菌医疗器械包装系统的目标是能进行灭菌、提供物理保护、保持使用前的无菌状态,并能无菌取用。医疗器械的具体特性、预期的灭菌方法、预期使用、有效期限、运输和贮存都对包装系统的设计和材料的选择带来影响。

在 ISO 11607-1 的制定过程中,遇到的主要障碍之一是术语的协调。术语"包装""最终包装""初包装"在全球范围内有不同的含义。因此,选用这些术语中的哪一个被认为是完成 ISO 11607-1 的一个障碍。协调的结果是,引入了"无菌屏障系统"这样一个术语,用来描述执行医疗器械包装所需的特有功能的最小包装。其特有功能有:可对其进行灭菌,提供可接受的微生物屏障,可无菌取用。"保护性包装"则用以保护无菌屏障系统,无菌屏障系统和保护性包装组成了包装系统。"预成形无菌屏障系统"可包括任何已完成部分装配的无菌屏障系统,如组合袋、顶头袋、医院用的包装卷材等。附录 A 给出了无菌屏障系统的概述。

无菌屏障系统是最终灭菌医疗器械安全性的基本保证。管理机构之所以将无菌屏障系统视为是医疗器械的一个附件或一个组件,正是认识到了无菌屏障系统的重要特性所在。世界上许多地方把销往医疗机构用于机构内灭菌的预成形无菌屏障系统视为医疗器械。

最终灭菌医疗器械包装
第1部分:材料、无菌屏障系统和
包装系统的要求

1 范围

GB/T 19633 的本部分规定了材料、预成形无菌屏障系统、无菌屏障系统和预期在使用前保持最终灭菌医疗器械无菌的包装系统的要求和试验方法。

本部分适用于工业、医疗机构以及任何将医疗器械装入无菌屏障系统后灭菌的情况。

本部分未包括无菌制造医疗器械的无菌屏障系统和包装系统的全部要求。对药物与器械组合的情况,还可能需要有其他要求。

本部分未描述所有制造阶段控制的质量保证体系。

2 规范性引用文件

下列文件对于本文件的应用是必不可少的。凡是注日期的引用文件,仅注日期的版本适用于本文件。凡是不注日期的引用文件,其最新版本(包括所有的修改单)适用于本文件。

ISO 5636-5:2003 纸和纸板 透气度的测定(中等范围) 第5部分:葛尔莱法(Paper and board—Determination of air permeance and air resistance(medium range)—Part 5:Gurley method)

3 术语和定义

下列术语和定义适用于本文件。

3.1

无菌取用 aseptic presentation
采用不受微生物污染的条件和程序取出和传递一个无菌产品。

3.2

生物负载 bioburden
产品或无菌屏障系统上,或产品或无菌屏障系统中存活微生物的数量。
[ISO/T 11139:2006]

3.3

闭合 closure
用不形成密封的方法关闭无菌屏障系统。
注:例如,用一个重复使用的容器密封垫片,或反复折叠,以形成一弯曲路径,都可使一个无菌屏障系统形成闭合。

3.4

闭合完整性 closure integrity
确保能在规定条件下防止微生物进入的闭合特性。
注:另见3.8。

3.5

有效期限 expiry date

至少用年和月表示的一个日期,此日期前产品可以使用。

3.6

标签 labeling

以书写、印刷、电子或图形符号等方式固定在医疗器械或其包装系统上,或医疗器械随附文件上。

注:标签是与医疗器械的识别、技术说明和使用有关的文件,但不包括运输文件。

3.7

医疗器械 medical device

制造商的预期用途是为下列一个或多个特定目的应用于人类的,不论是单独使用还是组合使用的仪器、设备、器具、机器、用具、植入物、体外试剂或校准物、软件、材料或其他相关物品。这些目的是:

——疾病的诊断、预防、监护、治疗或缓解;

——损伤的诊断、监护、治疗、缓解或补偿;

——解剖或生理过程的研究、替代、调节或支持;

——支持或维持生命;

——妊娠的控制;

——医疗器械的消毒;

——通过对取自人体的样本进行体外检查的方式提供医疗信息。

其作用于人体表或体内的主要预期作用不是用药理学、免疫学或代谢的手段获得,但可能有这些手段参与并起一定辅助作用。

注:这一定义出自 YY/T 0287—2003/ISO 13485:2003,是由全球协调特别工作组给出的(GHTF 2002)。

3.8

微生物屏障 microbial barrier

无菌屏障系统在规定条件下防止微生物进入的能力。

3.9

包装材料 packaging material

任何用于制造或密封包装系统的材料。

3.10

包装系统 packaging system

无菌屏障系统和保护性包装的组合。

3.11

预成形无菌屏障系统 preformed sterile barrier system

已完成部分装配供装入和最终闭合或密封的无菌屏障系统(3.22)。

示例:纸袋、组合袋和敞开着的可重复使用的容器。

3.12

产品 product

过程的结果。

[GB/T 19000—2008]

注:在灭菌标准中,产品是有形实体,可以是原材料、中间体、组件和医疗产品。

[ISO/TS 11139:2006]

3.13

保护性包装 protective packaging

为防止无菌屏障系统和其内装物从其装配直到最终使用的时间段内受到损坏的材料结构。

[ISO/TS 11139:2006]

3.14

回收材料　recycled material

通过对废料进行再加工的生产过程,使其可用于原用途或其他用途的材料。

3.15

重复性　repeatability

在相同的测量条件下进行测量时,同一特定被测量的连续测量结果之间的一致性的程度。

注1:这些条件称之为重复性条件。

注2:重复性条件可以包括:

　　——同一测量程序;

　　——同一观察者;

　　——同一条件下使用同一测量仪器;

　　——同一地点;

　　——短期内的重复。

注3:重复性可以用结果的离散特性来定量表征。

注4:出自《计量学中的国际间基本词汇和通用术语》,1993,定义3.6。

3.16

再现性　reproducibility

在改变了测量条件下进行测量(计量)时,同一特定被测量的测量结果之间的一致性的程度。

注1:要能有效地表述再现性,需要对改变的条件加以规范。

注2:改变的条件可以包括:

　　——测量原理;

　　——测量方法;

　　——观察者;

　　——测量仪器;

　　——基准;

　　——地点;

　　——使用条件;

　　——时间。

注3:再现性可以用结果的离散特性来定量表征。

注4:出自《计量学中的国际间基本词汇和通用术语》,1993,定义3.7。

3.17

重复性使用容器　reusable container

设计成可反复使用的刚性无菌屏障系统。

3.18

密封　seal

表面接合到一起的结果。

注:例如,用粘合剂或热熔法将表面连接在一起。

3.19

密封完整性　seal integrity

在规定条件下密封确保防止微生物进入的特性。

注:另见3.8。

3.20

密封强度　seal strength

密封的机械强度。

3.21

无菌 sterile

无存活微生物。

[ISO/TS 11139:2006]

3.22

无菌屏障系统 sterile barrier system

防止微生物进入并能使产品在使用地点无菌取用的最小包装。

3.23

无菌液路包装 sterile fluid-path packaging

设计成确保医疗器械预期与液体接触部分无菌的端口保护套和/或包装系统。

注：静脉内输液的管路内部是无菌液路包装的示例。

3.24

灭菌适应性 sterilization compatibility

包装材料和/或系统能经受灭菌过程并使包装系统内达到灭菌所需条件的特性。

3.25

灭菌介质 sterilizing agent

在规定条件下具有足够灭活特性使成为无菌的物理实体、化学实体或组合实体。

[ISO/TS 11139:2006]

3.26

最终灭菌 terminal sterilized

产品在其无菌屏障系统内被灭菌的过程。

3.27

使用寿命 useful life

满足所有性能要求的时间。

3.28

确认 validation

（通用）通过检验和提供客观证据确定某一具体的预期使用的特殊要求能得到持续满足。

注：该定义适用于试验方法和设计的确认。

3.29

确认 validation

（过程）通过获取、记录和解释所需的结果，来证明某个过程能持续生产出符合预定规范的产品的形成文件的程序。

注：出自 ISO/TS 11139:2006。

4 通用要求

4.1 总则

可使用 YY/T 0698.1～YY/T 0698.10 中的一个或多个部分证实符合本部分的一个或多个要求。

4.2 质量体系

4.2.1 本部分所描述的活动应在正式的质量体系下运行。

注：GB/T 19001 和 YY/T 0287 给出了适用的质量体系的要求。国家或地区可以规定其他要求。

4.2.2 不一定要取得第三方质量体系认证来满足本部分要求。

4.2.3 医疗机构可以采用所在国家或地区所要求的质量体系。

4.3 抽样

用于选择和测试包装系统的抽样方案应适合于被评价的包装系统。抽样方案应建立在统计学原理之上。

注：GB/T 2828.1 或 GB/T 450 给出了适宜的抽样方案。有些国家或地区可能还规定了其他抽样方案。

4.4 试验方法

4.4.1 所有用于表明符合本部分的试验方法应得到确认，并形成文件。

注：附录 B 包含了适宜的试验方法一览表。

4.4.2 试验方法确认应证实所用方法的适宜性。应包括下列要素：

——确定包装系统相应试验的选择原则；

——确定可接受准则；

注：合格/不合格是可接受准则的一种形式。

——确定试验方法的重复性；

——确定试验方法的再现性；

——确定完整性试验方法的灵敏度。

4.4.3 除非在试验方法中另有规定，试验样品应在(23±1)℃和(50±2)%的相对湿度条件下进行状态调节至少 24 h。

4.5 形成文件

4.5.1 证实符合本部分要求应形成文件。

4.5.2 所有文件应保存一个规定的期限。保存期限应考虑的因素有法规要求、医疗器械或灭菌屏障系统的有效期限和可追溯性。

4.5.3 符合要求的文件可包括(但不限于)性能数据、技术规范和出自确认过的试验方法的试验结果。

4.5.4 用于确认、过程控制或其他质量决策过程的电子记录、电子签名和手签署电子记录应真实可靠。

5 材料和预成形无菌屏障系统

5.1 通用要求

5.1.1 对所涉及材料的要求应适用于预成形无菌屏障系统和无菌屏障系统。

5.1.2 本条(5.1)中所列要求并非是所有要求。对于本条中未列的有些材料的特性可能需要用第 6 章给出的性能准则进行评价。

5.1.3 应确立、控制和记录(如适用)材料和/或预成形无菌屏障系统生产和搬运条件，以确保：

a) 这些条件与材料和/或无菌屏障系统的使用相适应；

b) 材料和/或无菌屏障系统的特性得到保持。

5.1.4 至少应考虑下列方面：

a) 温度范围；

b) 压力范围；

c) 湿度范围；

d) 上述三项的最大变化速率(必要时)；

e) 暴露于阳光或紫外光;

f) 洁净度;

g) 生物负载;

h) 静电传导性。

5.1.5 应了解所有材料特别是回收材料的来源、历史和可追溯性,并加以控制,以确保最终产品持续符合本部分的要求。

注:使用当今的工业生产技术,除生产回料以外的回收材料,不可能很好地控制使其安全地用于医疗器械包装。

5.1.6 应评价下列特性:

a) 微生物屏障;

b) 生物相容性和毒理学特性;

注:这一般适用于与器械接触的材料。GB/T 16886.1给出了生物相容性指南。宜评价灭菌对生物相容性的影响。

c) 物理和化学特性;

d) 与成形和密封过程的适应性;

e) 与预期灭菌过程的适应性(见5.3);

f) 灭菌前和灭菌后的贮存寿命。

5.1.7 材料,如包裹材料,例如纸、塑料薄膜或非织造布或可重复使用的织物应符合下列通用性能要求:

a) 材料在规定条件下应无可溶出物并无味,不对与之接触的医疗器械的性能和安全性产生不良影响;

注:由于异味可以得到共识,因此无需用标准化的试验方法测定气味。

b) 材料上不应有穿孔、破损、撕裂、皱褶或局部厚薄不均等影响材料功能的缺陷;

c) 材料的基本重量(每单位面积质量)应与规定值一致;

d) 材料应具有可接受的清洁度、微粒污染和落絮水平;

e) 材料应满足规定的或最低物理性能要求,如抗张强度、厚度差异、抗撕裂性、透气性和耐破度;

f) 材料应满足已确立的最低化学性能,如pH值、氯化物和硫酸盐含量,以满足医疗器械、包装系统或灭菌过程的要求;

g) 在使用条件下,材料不论是在灭菌前、灭菌中或灭菌后,应不含有或释放出足以引起健康危害的毒性物质。

5.1.8 除了5.1.1~5.1.7给出的要求外,涂胶层的材料还应满足下列要求:

a) 涂层应是连续的,不应出现空白或间断以免导致在密封处形成间断;

b) 涂层质量应与标称值一致;

c) 当材料在规定条件下与另一个特定材料形成密封时,应证实具有所规定的最小密封强度。

5.1.9 无菌屏障系统和预成形无菌屏障系统除符合5.1.1~5.1.7和5.1.8(如适用)以外,还应符合下列要求:

a) 在规定的灭菌过程前、灭菌中和灭菌后,材料及其组成,如涂层、印墨或化学指示物等,不应与医疗器械发生反应、对其污染和/或向其迁移,从而不对医疗器械产生副作用;

b) 如果是密封成形,密封宽度和强度(抗张强度和/或耐破度)应满足规定的要求;

c) 剥离结构应具有连续、均匀的剥离特性,不影响无菌打开和取用的材料分层或撕破;

注1:纸袋和热封组合袋和卷材有结构和设计要求,也有性能要求。

注2:如果密封预期打开后无菌取用,可能需要规定最大密封强度。

d) 密封和/或闭合应形成微生物屏障。

5.1.10 对可重复使用的容器,除了满足5.1.1～5.1.7的要求外,还应满足下列要求:

    a) 每一容器应有"打开迹象"系统,当闭合完整性被破坏时,能提供清晰的指示;

    b) 在从灭菌器内取出、运输和贮存过程中,灭菌介质出入口应提供微生物屏障(见5.2);

    c) 微生物屏障系统形成后,其闭合应对微生物提供屏障;

    d) 容器的结构应便于对所有基本部件进行检验;

    e) 应建立每次重复性使用前检验的可接受准则;

    注1:最常见的检验程序是目力检验,还可能有其他可接受的方法。

    f) 相同模数的容器的各部件应可以完全互换,不同模数的容器的各部件不能互换;

    注2:可用适宜的代码和/或标签来满足这一设计要求。

    g) 服务、清洗程序和部件的检验、维护和更换方法等应得到规定。

    注3:重复性使用容器的其他指南见 YY/T 0698.8。

5.1.11 对可重复使用的织物,除了满足5.1.1～5.1.7和5.1.8(如适用)的要求外,还应满足下列要求:

    a) 对材料进行修补和每次灭菌后应满足性能要求;

    b) 应建立洗涤和整理的处理程序,并形成文件;

    注:这可包括目力检验、其他试验方法和再次使用的可接受准则。

    c) 处理程序应在产品标签上给出。

5.1.12 对于重复性使用的无菌屏障系统,包括容器和织物,应确定按提供的说明处理时是否会导致降解,从而影响使用寿命。预计会发生降解时,应在产品标签中给出最大允许处理次数,或使用寿命终点应是可测定的。

5.2 微生物屏障特性

5.2.1 应按附录C测定材料的不透过性。

    注:无菌屏障系统中所用材料的微生物屏障特性对保障包装完整性和产品的安全十分重要。评价微生物屏障特性的方法分两类:适用于不透性材料的方法和适用于透气性材料的方法。

5.2.2 证实了材料是不透性材料后,就意味着满足微生物屏障要求。

5.2.3 透气性材料应能提供适宜的微生物屏障,以提供无菌屏障系统的完整性和产品的安全性。

    注:尚无通用的证实微生物屏障特性的方法。透气性材料的微生物屏障特性评价,通常是在规定的试验条件(透过材料的流量、挑战菌种和试验时间)下使携有细菌芽孢的气溶胶或微粒流经样品材料,从而对样品进行挑战试验。在此规定的试验条件下,用通过材料后的细菌或微粒的数量与其初始数量进行比较,来确定该材料的微生物屏障特性。经确认的物理试验方法,只要与经确认过的微生物挑战法有对应关系,其所得的数据也可用于确定微生物屏障特性。将来当有了确认过的材料和微生物屏障系统的微生物挑战方法时,将考虑列入本部分中。(详情见 Sinclair and Tallentire 2002[41]、Tallentire and Sinclair 1996[40]、Scholla et al. 1995[39] 和 Scholla et al. 2000[38]。)

5.3 与灭菌过程的适应性

5.3.1 应证实材料和预成形无菌屏障系统适合于其预期使用的灭菌过程和周期参数。

5.3.2 灭菌适应性的确定应使用按有关国际标准或欧洲标准设计、生产和运行的灭菌器。

    注:例如,见 ISO 17665-1、ISO 11135、ISO 11137(所有部分)、ISO 14937、EN 285、EN 550、EN 552、EN 554、EN 1422 或 EN 14180。在制定 ISO 11607:2006 时,这些国际标准和欧洲标准之间正处于协调中。

5.3.3 应评价材料的性能,以确保在经受规定的灭菌过程后材料的性能仍在规定的限度范围之内。

5.3.4 规定的灭菌过程可包括多次经受相同或不同的灭菌过程。

5.3.5 对预期用途的适应性的确定应考虑材料在常规供应中将会发生的变化。

5.3.6 当产品用多层包裹或多层包装时,可以对内外层材料的性能有不同的限定。

5.3.7 适应性的确定可与所要采用的灭菌过程的确认同步进行。

5.4 与标签系统的适应性

标签系统应：

a) 在使用前保持完整和清晰；

b) 在规定的灭菌过程和周期参数的过程中和过程后，与材料、无菌屏障系统和医疗器械相适应，应不对灭菌过程造成不良影响；

c) 印墨不应向器械上迁移或与包装材料和/或系统起反应，从而影响包装材料和/或系统的有效性，也不应使其变色致使标签难以识别。

注：标签系统可有多种形式。包括直接在材料和/或无菌屏障系统上印刷或书写，或通过粘贴、热合或其他方式将标签上另外一层材料结合到材料和/或系统表面上。

5.5 贮存和运输

5.5.1 材料和预成形无菌屏障系统在运输和贮存过程中应有包装，为保持其性能提供必要的保护。

5.5.2 材料和预成形无菌屏障系统应在确保其性能可以保持在规定限度内的条件下运输和贮存（见5.1）。

这可通过以下来实现：

a) 证实这些特性在规定的贮存条件下的保持性；

b) 确保贮存条件保持在规定的限度内。

6 包装系统的设计和开发要求

6.1 总则

6.1.1 包装系统的设计，应使在特定使用条件下对使用者或患者所造成的安全危害降至最低。

6.1.2 包装系统应提供物理保护并保持无菌屏障系统的完整性。

6.1.3 无菌屏障系统应能对其灭菌并与所选择的灭菌过程相适应。

6.1.4 无菌屏障系统应在使用前或有效期限内保持其无菌状态。

注：另见6.4.1。

6.1.5 保持无菌屏障的完整性可用来证实无菌状态的保持性。

注：见 ANSI/AAMI ST 65:2000 和 Hansen et al.[36]。无菌状态的丧失与事件相关，而不与时间相关。

6.1.6 当相似的医疗器械使用相同的包装系统时，应对其结构相似性和最坏情况的识别加以说明并形成文件。至少应使用最坏情况的条件来确定是否符合本部分。

注：例如，不同规格的同一产品之间可以建立相似性。

6.2 设计

6.2.1 应有形成文件的包装系统的设计与开发程序。

6.2.2 无菌屏障系统应使产品能以无菌方式使用。

6.2.3 包装系统的设计和开发应考虑许多因素，包括但不仅限于：

a) 顾客要求；

b) 产品的质量和结构；

c) 锐边和凸出物的存在；

d) 物理和其他保护的需要；

    e) 产品对特定风险的敏感性,如辐射、湿度、机构振动、静电等;

    f) 每包装系统中产品的数量;

    g) 包装标签要求;

    h) 环境限制;

    i) 产品有效期限的限制;

    j) 流通、处理和贮存环境;

    k) 灭菌适应性和残留物。

6.2.4 产品上为无菌液路提供闭合的组件和结构应得到识别和规定,这些宜包括但不限于:

    ——材料;

    ——光洁度;

    ——组件的尺寸;

    ——安装尺寸(如影响装配的公差)。

6.2.5 设计和开发过程(6.2.1、6.2.3 和 6.2.4)的结果应有记录、验证并在产品放行前得到批准。

6.3 包装系统性能试验

6.3.1 无菌屏障系统的完整性应在灭菌后进行性能试验加以证实。

6.3.2 可用物理试验、透气性包装材料的微生物屏障试验来确定无菌屏障系统保持无菌状态的能力。这方面的内容参见 ANSI/AAMI ST65:2000 和 Hansen et al. 1995[36]。

6.3.3 优先采用标准化的评价无菌屏障系统完整性的试验方法。但在没有适用的评价无菌屏障系统完整性的试验方法时,可通过材料的微生物屏障特性及密封和闭合的完整性来确定系统的微生物屏障特性。

6.3.4 性能试验应是在规定的成形和密封过程临界参数下,经过所有规定的灭菌过程后处于最坏状况下的无菌屏障系统上进行。

    注:规定的灭菌过程可包括多次经受相同或不同的灭菌过程。

6.3.5 包装系统应在运输、流通和贮存过程中对产品提供适宜的保护。

6.4 稳定性试验

6.4.1 稳定性试验应证实无菌屏障系统始终保持其完整性。

6.4.2 稳定性试验应采用实际时间老化方案来进行。

6.4.3 采用加速老化方案的稳定性试验,在实际老化研究的数据出具之前,应被视为是标称有效期限的充分证据。

6.4.4 实际时间的老化试验和加速老化试验宜同时开始。

    注:稳定性试验和性能试验是两个不同的试验。性能试验是评价在经受生产、灭菌过程、搬运、贮存和运输环境后包装系统和产品之间的相互作用。

6.4.5 当依据产品的性能确定有效期限时,有效期限内的产品稳定性试验宜与包装稳定性试验一起进行。

6.4.6 如果进行加速老化试验,对选择的加速老化条件和试验期的说明应形成文件。

6.4.7 当证实了产品始终不与特定的无菌屏障系统相互作用时,以前形成文件的稳定性试验数据应是符合 6.4.1 的充分依据。

7 需提供的信息

7.1 材料、预成形无菌屏障系统或无菌屏障系统应随附下列信息:

——类型、规格和等级；

——批号或其他追溯生产史的方式；

——预期的灭菌过程；

——有效期限，如适用；

——任何规定的贮存条件，如适用；

——任何对处置或使用的限定（如环境条件），如适用；

——重复性使用的材料和/或预成形屏障系统保养的频次和方式。

7.2 当国家或地区法规对预成形无菌屏障系统进入市场要求有其他信息时，应提供相应的信息。

附 录 A
(资料性附录)
医用包装指南

A.1 影响材料选择和包装设计的因素

医疗器械的特殊性质、预期的灭菌方法、预期使用、有效期限、运输和贮存,都会影响包装系统的设计和材料的选择。为最终灭菌医疗器械包装系统选择适宜的材料受图 A.1 所示相互关系的影响。

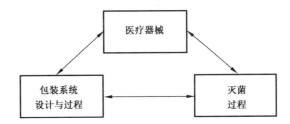

图 A.1 影响最终灭菌医疗器械包装系统选择合适材料的相互关系

A.2 灭菌过程和考虑因素

A.2.1 灭菌过程的选择包括(但不限于)环氧乙烷(EO)、伽马辐射(γ)、电子束(e-beam)、蒸汽和低温氧化灭菌过程。如果器械预期用 EO、蒸汽、氧化过程灭菌,为使灭菌介质进入以杀灭微生物,并排放灭菌气体,降低残留浓度,无菌屏障系统应有透气组件。

A.2.2 如果器械用辐射灭菌(γ 或电子束),可以不需有透气组件,器械的屏障系统可以完全由不透气材料组成。医疗器械制造商为各种器械选择适宜的灭菌过程时,它们的选择受很多因素制约。如果器械组成材料不具辐射稳定性,则通常使用 EO、蒸汽、氧化剂灭菌。如果器械预期吸附高的 EO 残留浓度,器械制造商可能选择辐射灭菌。

A.3 无菌屏障系统

A.3.1 医疗器械无菌屏障系统有很多通用特性。主要有顶部、底部和两部分的连接方式组成。要求密封有可剥离特性的情况下,可施加一层密封剂,以能使两层热封到一起。该密封剂层通常称之为涂胶层,传统的方式是将涂胶层施加在透气面上,现在,许多膜材在其膜结构中含有密封剂层。当采用熔封时,两个包装面都需要与热合或其他方法(如超声熔合)相适应。

A.3.2 有许多类型的无菌屏障系统用于无菌医疗器械的包装。第一种型式是预成形的硬质托盘和盖材。硬质托盘通常用热压成形工艺使其预成形。盖材可以是透气的或是不透气的,一般涂有密封层,将盖热封于托盘上。这种带盖的托盘一般用于外形较大和较重的器械,如骨科植入物、起搏器和手术套装盒。

A.3.3 第二种型式是易剥离的组合袋。组合袋的典形结构是一面是膜,另一面是膜、纸或非织造布。组合袋常以预成形无菌屏障系统的形式供应,除留有一个开口(一般是底部)外,其他所有的密封都已形成。保留的开口便于装入器械后在灭菌前进行最终封口。由于可以加工成各种不同的规格,多种体积小、重量轻的器械都采用组合袋作为其无菌屏障系统。袋子可以有不同的设计特征(如,可以是折边袋,以便装入较高的器械）。

A.3.4 第三种类型是灭菌纸袋，一个灭菌纸袋只有一种医用级透气纸组成，折成一个长的无折边或有折边的管袋状（平面的或立体的）。管袋沿其长度方向上用双线涂胶密封，然后切成所需规格，一端用一层或多层粘合剂密封，多次折叠也可用于提高闭合强度。开口端通常有一个错边或一个拇指切，以便于打开。纸袋的最终闭合是在灭菌前形成。

A.3.5 第四种类型是顶头袋，顶头袋主要由两个不透气但相容的膜面溶封组成。一个膜面通常比另一面少几英寸并用有涂胶层的透气材料热封。透气材料可以在最后使用时剥离以便打开袋子。顶头袋主要用来装大体积器械，如器械包。

A.3.6 第五种类型是被称之为成形/装入/密封（FFS）的包装过程。这种FFS过程中生产出来的无菌屏障系统，可见到的形式有组合袋式、有带盖硬质托盘式，或有一个已吸塑成形的软底膜。在FFS过程中，上、下包装部分分别放入FFS机器中，机器对下包装材料进行成形，装入器械后，盖上上包装材料后密封该无菌屏障系统。

A.3.7 第六种类型是四边密封（4SS）过程包装。4SS是像流水包装一样的不间断的包装过程。最为常见的是它使用一种旋转密封设备来形成密封。在4SS过程中，下包装部分和上包装部分分别放在4SS机器上，产品放在下包装部分上，再将上包装面放在产品上，最后对四边一起密封。手套和创面敷料的包装便是采用4SS的实例。

A.3.8 以上列出的无菌屏障系统未能包含全部的包装形式。其他结构也可以作为无菌屏障系统。

A.3.9 无菌液路医疗器械可直接在器械的液路端口处采用无菌液路包装系统。可能包括保护套、塞子、盖子或其他器械专用闭合设计。在这些情况下，产品的初包装可以是以上讨论的四种类型之一，但可不需要为器械提供微生物屏障。

A.3.10 医疗机构中使用的无菌屏障系统典型的有组合袋、卷材、纸袋、灭菌包裹材料或重复性使用容器。

A.3.11 灭菌包裹用来为医疗机构中灭菌的器械提供无菌屏障系统。包裹的过程不是采用热封和胶封，而是采用折叠的过程提供了保持无菌的折转路径。器械在包裹前和在随后的灭菌过程中一般是装在器械分类托盘中。

A.3.12 重复性使用的容器由能反复承受医院灭菌循环的金属或合成的聚合材料制造。这些容器通常有相匹配的顶盖和底箱，并有密封垫圈，以使两部分之间形成密封。容器上的通气系统可使灭菌介质气体进出容器。通风的设计的型式和提供微生物过滤的材料的种类有很多。在容器内灭菌的器械可能需要进行专门的预处理或较长的暴露时间，以确保完成灭菌过程。

A.3.13 基于对病人安全的考虑，无论是何机构实施器械的包装或最终灭菌，最终灭菌并保持无菌状态是最基本的。本部分为提供相应无菌屏障系统的包装系统的使用给出了最低要求。

附 录 B

（资料性附录）

可用于证实符合 GB/T 19633 的本部分要求的标准试验方法和程序

B.1 总则

下列文件包含了可用于证实符合本部分的条款。对于注明日期的文件,宜考虑这些文件以后的修改单或修订版。选用试验方法的具体要求见 4.4。

列入本附录中的方法和程序的准则是,由一个标准技术组织、贸易组织或国家标准化机构推荐并可以向其购买。而参考文献中包含了其他文献出版的试验方法。本附录并未包括所有的方法和程序。

B.2 包装材料和预成形无菌屏障系统

加速老化

YY/T 0681.1—2009　　无菌医疗器械包装试验方法　第 1 部分:加速老化试验指南

YY/T 0698.8—2009　　最终灭菌医疗器械包装材料　第 8 部分:蒸汽灭菌器用重复性使用灭菌容器　要求和试验方法

空气透过性

GB/T 458—2008　　纸和纸板透气度的测定

YY/T 0698.2—2009　　最终灭菌医疗器械包装材料　第 2 部分:灭菌包裹材料要求和试验方法(附录 B:孔径测定方法)

GB/T 5453—1997　　纺织品　织物透气性的测定

基本重量

GB/T 451.2—2002　　纸和纸板定量的测定

GB/T 4669—2008　　纺织品　机织物　单位长度质量和单位面积质量的测定

GB/T 20220—2006　　塑料薄膜和薄片　样品平均厚度、卷平均厚度及单位质量面积的测定　称量法(称量厚度)

生物相容性

GB/T 16886.1　　医疗器械生物学评价　第 1 部分:风险管理过程中的评价与试验

耐破度

GB/T 454—2002　　纸耐破度的测定

洁净度

TAPPI T 437-OM-96　　纸和纸板尘埃度的测定(Dirt in paper and paperboard)

氯化物

ISO 9197:1998　　纸、纸板和纸浆　水溶性氯化物的测定

涂层重量

YY/T 0681.8　　无菌医疗器械包装试验方法　第 8 部分:涂胶层重量的测定

状态调节

        GB/T 10739—2002   纸、纸板和纸浆试样处理和试验的标准大气条件

        GB/T 4857.2—2005   包装 运输包装件基本试验 第2部分:温湿度调节处理

        ASTM D 4332:2001   试验用容器、包装或包装组件状态调节规程

尺寸

        GB/T 6673—2001   塑料薄膜和薄片长度和宽度的测定

        ASTM F 2203-02   用精密钢尺进行线测量的试验方法

悬垂性

        GB/T 23329—2009   纺织品 织物悬垂性的测定

        ISO 2493:1992   纸和纸板 挺度的测定(Paper and board—Determination of resistance to bending)

        YY/T 0698.2—2009   最终灭菌医疗器械包装材料 第2部分:灭菌包裹材料 要求和试验方法(附录C:测定悬垂性的试验方法)

抗揉搓

        YY/T 0681.12   无菌医疗器械包装试验方法 第12部分:软性屏障膜抗揉搓性

气体感应

        ASTM F 2228—2002   用CO_2示踪气体法非破坏性测定透气屏障材料的试验方法

完整性

        YY/T 0681.4   无菌医疗器械包装试验方法 第4部分:染色液穿透法测定透气包装的密封泄漏

        ASTM F 2227:2002   用CO_2示踪气体法非破坏性测定未密封的空医用包装底盘的试验方法

内部压力

        YY/T 0681.5   无菌医疗器械包装试验方法 第5部分:内压法检测粗大泄漏(气泡法)

低表面张力液体抗性

        IST 80.8   非织造布抗酒精性[1]

微生物屏障

        YY/T 0681.10   无菌医疗器械包装试验方法 第10部分:透气包装材料微生物屏障分等试验

        YY/T 0506.5—2009   病人、医护人员和器械用手术单、手术衣和洁净服 第5部分:阻干态微生物穿透试验方法

剥离特性

        YY/T 0681.2   无菌医疗器械包装试验方法 第2部分:软性屏障材料的密封强度

        YY/T 0698.5—2009   最终灭菌医疗器械包装材料 第5部分:透气材料与塑料膜组成的可密封组合袋和卷材 要求和试验方法(附录C:组合袋和卷材密封连接处强度测定方法)

---

    1)   我国国家标准《纺织品 非织造布试验方法 抗酒精性》正在制定中(项目编号:20074093-T-608)。

性能试验

      GB/T 4857.17—1992   包装　运输包装件　编制性能试验大纲的一般原理

      ASTM D 4169:2001   运输容器和系统的性能试验规范

      ISTA 1,2 和 3 系列   国际安全运输协会装运前试验程序

      YY/T 0698.8—2009   最终灭菌医疗器械包装材料　第 8 部分:蒸汽灭菌器用重复性使用灭菌容器　要求和试验方法

pH

      ISO 6588-1:2005   Paper,board and pulps—Determination of pH of aqueous extracts—Part 1:Cold extraction

      ISO 6588-2:2005   Paper,board and pulps—Determination of pH of aqueous extracts—Part 2:Hot extraction

压力泄漏

      ASTM F 2338:2003   用真空衰减法非破坏性检验包装中泄漏的试验方法

印刷和涂层

      YY/T 0681.6   无菌医疗器械包装试验方法　第 6 部分:软包装材料上印墨和涂层抗化学性评价

      YY/T 0681.7   无菌医疗器械包装试验方法　第 7 部分:用胶带评价软包装材料上印墨或涂层附着性

穿孔

      GB/T 8809—1988   塑料薄膜抗摆锤冲击试验方法

      ASTM D 1709:2001   自由降落投掷法测量塑料膜抗冲击性试验方法

      YY/T 0681.13   无菌医疗器械包装试验方法　第 13 部分:软性屏障膜和复合膜抗慢速戳穿性

密封强度

      YY/T 0681.2   无菌医疗器械包装试验方法　第 2 部分:软性屏障材料的密封强度

      YY/T 0681.3   无菌医疗器械包装试验方法　第 3 部分:无约束包装抗内压破坏

      YY/T 0681.9   无菌医疗器械包装试验方法　第 9 部分:约束板内部气压法软包装密封胀破

静电

      GB/T 22042—2008   服装　防静电性能　表面电阻率试验方法

硫化物

      GB/T 2678.6—1996   纸、纸板和纸浆水溶性硫酸盐的测定(电导滴定法)

抗撕裂

      GB/T 455—2002   纸和纸板撕裂度的测定

      ISO 1974:1990   纸　耐撕裂性试验方法(埃莱门多夫法)[Paper—Determination of tearing resistance(Elmendorf method)]

      GB/T 16578.1—2008   塑料薄膜和薄片　耐撕裂性能的测定　第 1 部分:裤形撕裂法

抗张性能

      ISO 1924-2:1994   纸和纸板　抗张强度的测定法　第 2 部分:恒速拉伸法(Paper and board—Determination of tensile properties—Part 2:Constant rate of elongation method)

| | ASTM D882:2002 | 塑料薄膜拉伸性能试验方法(Standard test method for tensile properties of thin plastic sheeting) |

厚度/密度

	GB/T 451.3—2002	纸和纸板厚度的测定
	GB/T 6672—2001	塑料薄膜和薄片厚度测定 机械测量法
	ASTM F 2251-03	软包装材料的厚度测量试验方法

真空泄漏

| | GB/T 15171—1994 | 软包装件密封性能试验方法 |
| | YY/T 0698.8—2009 | 最终灭菌医疗器械包装材料 第8部分:蒸汽灭菌器用重复性使用灭菌容器 要求和试验方法 |

目力检验

| | YY/T 0681.11 | 无菌医疗器械包装试验方法 第11部分:目力检测医用包装密封完整性 |
| | YY/T 0698.8—2009 | 最终灭菌医疗器械包装材料 第8部分:蒸汽灭菌器用重复性使用灭菌容器 要求和试验方法 |

阻水性

	ISO 811:1981	纺织物 抗渗水性测定 静水压试验(Textile fabrics—Determination of resistance to water penetration—Hydrostatic pressure test)
	YY/T 0698.2—2009	最终灭菌医疗器械包装材料 第2部分:灭菌包裹材料 要求和试验方法(附录A:疏水性测定方法;附录D:疏盐水性测定方法)
	GB/T 1540—2002	纸和纸板吸水性的测定 可勃法

湿态耐破度

| | ISO 3689:1983 | 纸和纸板 按规定时间浸水后耐破度的测定法(Paper and board—Determination of bursting strength after immersion in water) |

湿态抗张性能

| | ISO 3781:1983 | 纸和纸板 按规定时间浸水后抗张强度的测定法(Paper and board—Determination of tensile strength after immersion in water) |

附 录 C

（规范性附录）

不透气材料阻气体通过的试验方法

C.1 无菌屏障系统的不透气材料应按 ISO 5636-5:2003 中规定的葛尔莱(Gurley)法进行透气性试验。
试验准则：不少于 1 h 后，内圆筒应无可见移动，允差为±1 mm。

C.2 在常规监测和生产试验中可以使用其他试验方法，但这些试验应以本试验方法(C.1)为准并经过
确认。

注：可使用其他测定透气性的方法，如按 GB/T 458—2008 中规定的肖波尔法测定透气性。GB/T 22901 中给出了
各种仪器测定透气性的方法间的换算因数。

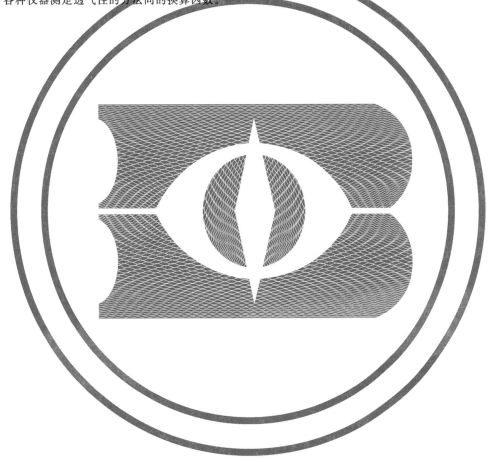

参 考 文 献

[1] GB/T 450 纸和纸板 试样的采取及试样纵横向、正反面的测定

[2] GB/T 458—2008 纸和纸板 透气度的测定

[3] GB/T 2828.1—2012 计数抽样检验程序 第1部分:按接收质量限(AQL)检索的逐批检验抽样计划

[4] ISO 5636-5:2003 纸和纸板 透气率和空气阻力的测定(中等范围) 第5部分:葛尔莱法(Paper and board—Determination of air permeance and air resistance(medium range)—Part 5:Gurley method)

[5] GB 8599—2008 大型蒸汽灭菌器技术要求 自动控制型

[6] GB/T 16886.1 医疗器械生物学评价 第1部分:风险管理过程中的评价与试验

[7] GB 18279—2000 医疗器械 环氧乙烷灭菌 确认和常规控制

[8] GB/T 19001—2008 质量管理体系 要求

[9] GB/T 19633.2—2015 最终灭菌医疗器械的包装 第2部分:成形、密封和装配过程的确认要求

[10] GB/T 19971—2005 医疗保健产品灭菌 术语

[11] GB/T 19974—2005 医疗保健产品灭菌 灭菌因子的特性及医疗器械灭菌工艺的设定、确认和常规控制的通用要求

[12] GB/T 20367—2006 医疗保健产品灭菌 医疗保健机构湿热灭菌的确认和常规控制要求

[13] GB/T 22901—2008 纸和纸板 透气度的测定(中等范围) 通用方法

[14] YY/T 0287—2003 医疗器械 质量管理体系 用于法规的要求

[15] YY/T 0506.1—2005 病人、医护人员和器械用手术单、手术衣和洁净服 第1部分:制造厂、处理厂和产品的通用要求

[16] YY/T 0698.2—2009 最终灭菌医疗器械包装材料 第2部分:灭菌包裹材料 要求和试验方法

[17] YY/T 0698.3—2009 最终灭菌医疗器械包装材料 第3部分:纸袋(YY/T 0698.4所规定)、组合袋和卷材(YY/T 0698.5所规定)生产用纸 要求和试验方法

[18] YY/T 0698.4—2009 最终灭菌医疗器械包装材料 第4部分:纸袋 要求和试验方法

[19] YY/T 0698.5—2009 最终灭菌医疗器械包装材料 第5部分:透气材料与塑料膜组成的可密封组合袋和卷材 要求和试验方法

[20] YY/T 0698.6—2009 最终灭菌医疗器械包装材料 第6部分:用于低温灭菌过程或辐射灭菌的无菌屏障系统生产用纸 要求和试验方法

[21] YY/T 0698.7—2009 最终灭菌医疗器械包装材料 第7部分:环氧乙烷或辐射灭菌无菌屏障系统生产用可密封涂胶纸 要求和试验方法

[22] YY/T 0698.8—2009 最终灭菌医疗器械包装材料 第8部分:蒸汽灭菌器用重复性使用灭菌容器 要求和试验方法

[23] YY/T 0698.9—2009 最终灭菌医疗器械包装材料 第9部分:可密封组合袋、卷材和盖材生产用无涂胶聚烯烃非织造布材料 要求和试验方法

[24] YY/T 0698.10—2009 最终灭菌医疗器械包装材料 第10部分:可密封组合袋、卷材和盖材生产用涂胶聚烯烃非织造布材料 要求和试验方法

[25] ISO 11137-1:2006 Sterilization of health care products—Radiation—Part 1:Requirements for development,validation and routine control of a sterilization process for medical devices

[26] ISO 11137-2:2006 Sterilization of health care products—Radiation—Part 2:Establishing the sterilization dose

[27] ISO 11137-3:2006 Sterilization of health care products—Radiation—Part 3:Guidance on dosimetric

[28] ISO 17665-1: 2006 Sterilization of health care products—Moist heat—Part 1:Requirements for the development,validation and routine control of a sterilization process for medical devices

[29] EN 550:1994 Sterilization of medical devices—Validation and routine control of ethylene oxide sterilization

[30] EN 552:1994 Sterilization of medical devices—Validation and routine control of sterilization by irradiation

[31] EN 554:1994 Sterilization of medical devices—Validation and routine control of sterilization by moist heat

[32] EN 868-1:1997 Packaging materials and systems for medical devices which are to be sterilized—Part 1:General requirements and test methods

[33] EN 1422:1997 Sterilizers for medical purposes—Ethylene oxide sterilizers—Requirements and test methods

[34] EN 14180:2003 Sterilizers for medical purposes—Low temerature steam and formaldehyde sterilizers—Requirements and testing

[35] ANSI/AAMI ST65:2000 Processing of reusable surgical textiles for reprocessing in health care facilities

[36] HANSEN, J., JONES, L., ANDERSON, H., LARSEN, C., SCHOLLA, M., SPITZLEY, J., and BALDWIN, A. 1995. In quest of sterile packaging: Part 1; Approaches to package testing. Med. Dev. & Diag. Ind. 17 (8):pp. 56-61.

[37] JONES, L., HANSEN, J., ANDERSON, H., LARSEN, C., SCHOLLA, M., SPITZLEY, J., and BALDWIN, A. 1995. In quest of sterile packaging: Part 2; Approaches to package testing. Med. Dev. & Diag. Ind. 17 (9):pp. 72-79.

[38] SCHOLLA, M., HACKETT, S., RUDYS, S., MICHELS, C. and BLETSOS, J. 2000. A potential method for the specification of microbial barrier properties. Med. Dev. Technol. 11 (3): pp. 12-16.

[39] SCHOLLA, M., SINCLAIR, C.S., and TALLENTIRE, A. (1995). A European Consortium Effort to Develop a Physical Test for Assessing the Microbial Barrier Properties of Porous Medical Packaging Materials.In: Pharm. Med. Packaging 95, Copenhagen, Denmark.

[40] TALLENTIRE, A. and SINCLAIR, C. S. (1996). A Discriminating Method for Measuring the Microbial Barrier Performance of Medical Packaging Papers. Med. Dev. Diag. Ind., 18 (5), pp. 228-241.

[41] SINCLAIR, C.S. and TALLENTIRE, A. (2002) Definition of a correlation between microbiological and physical articulate barrier performances for porous medical packaging materials.PDA J. Pharm. Sci.Technol. 56 (1): pp. 11-9.

[42] JUNGHANNß, U., WINTERFELD, S., GABELE, L. and KULOW; U. Hygienic-Microbiological and Technical Testing of Sterilizer Container Systems, Zentr. Steril. 1999; 7 (3) pp. 154-162 under Sterile barrier systems, Package Integrity.

[43] GABELE, L. and JUNGHANNß, U. Untersuchung zur Lagerdauer von Sterilgut unter Einbezug des Sterilcontainers; Aseptica 6, 2000, pp. 5-7.

[44] Merkblatt 45, Verpackungs-Rundschau 5/1982; Prüfung von Heißsiegelnähten auf Dichtigkeit,Herausgegeben von den Arbeitsgruppen der Industrievereinigung für Lebensmitteltechnologie und Verpackung e. V. am Fraunhofer-Institut für Lebensmitteltechnologie und Verpackung, Institut an der Technischen Universität München.

[45] DUNKELBERG, H. and WEDEKIND, S. A New Method for Testing the Effectiveness of the Microbial Barrier Properties of Packaging Materials for Sterile Products; Biomed. Technik, 47 (2002),pp. 290-293.

[46] Test method for the microbial barrier properties of wrapping materials, new approach; Report No.319 011.007 RIVM (Rijksinstituut voor volksgezondheid en milieuhygiene), Netherlands.

[47] Test method for the microbial barrier properties of packaging for medical devices; Report No. 31900,RIVM (Rijksinstituut voor volksgezondheid en milieuhygiene), Netherlands.

[48] International Vocabulary of Basic and General Terms in Metrology: 1993, BIPM, IEC, IFCC, ISO,IUPAC, IUPAP, OIML.

[49] AORN Journal 26 (21:334-350) Microbiology of Sterilization. Litsky, Bertha, Y. 1977.

[50] USP 27⟨1031⟩ The biocompatibility of materials used in drug containers, medical devices and implants.

ICS 11.080.30
C 47

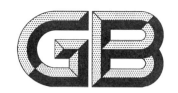

中华人民共和国国家标准

GB/T 19633.2—2015/ISO 11607-2:2006
部分代替 GB/T 19633—2005

最终灭菌医疗器械包装 第2部分：
成形、密封和装配过程的确认的要求

Packaging for terminally sterilized medical devices—Part 2：
Validation requirements for forming, sealing and assembly processes

(ISO 11607-2:2006,IDT)

2015-12-10 发布　　　　　　　　　　　　　　　　2016-09-01 实施

中华人民共和国国家质量监督检验检疫总局
中国国家标准化管理委员会　发布

前　言

GB/T 19633《最终灭菌医疗器械包装》分为两个部分：
——第1部分：材料、无菌屏障系统和包装系统的要求；
——第2部分：成形、密封和装配过程的确认的要求。

本部分为 GB/T 19633 的第 2 部分。

本部分按照 GB/T 1.1—2009 给出的规则起草。

本部分部分代替了 GB/T 19633—2005《最终灭菌医疗器械的包装》，与 GB/T 19633—2005 相比主要技术内容变化如下：
——细化了过程鉴定的要求(安装鉴定、运行鉴定和性能鉴定)；
——增加了包装系统装配的要求；
——增加了重复性使用无菌屏障系统的使用要求；
——增加了无菌液路包装的要求。

本部分使用翻译法等同采用国际标准 ISO 11607-2:2006《最终灭菌医疗器械包装　第 2 部分：成形、密封和装配过程确认的要求》。

与本部分中规范性引用的国际文件有一致性对应关系的我国文件如下：
——GB/T 19633.1—2015　最终灭菌医疗器械包装　第 1 部分：材料、无菌屏障系统和包装系统的要求(ISO 11607-1:2006,IDT)

请注意本文件的某些内容可能涉及专利。本文件的发布机构不承担识别这些专利的责任。

本部分由国家食品药品监督管理总局提出。

本部分由全国消毒技术与设备标准化技术委员会(SAC/TC 210)归口。

本部分起草单位：国家食品药品监督管理局济南医疗器械质量监督检验中心。

本部分主要起草人：吴平、张丽梅、刘成虎。

本部分所代替标准的历次版本发布情况为：
——GB/T 19633—2005。

引　言

以无菌状态供应的医疗器械的设计、制造和包装宜确保该医疗器械在投放市场时无菌,并在无菌屏障系统被损坏或被打开前在形成文件的贮存、运输条件下保持无菌。另外,无菌状态供应的医疗器械宜用相应的并被确认过的方法制造和灭菌。

无菌屏障系统和包装系统的最关键特性之一是确保无菌的保持。包装过程的开发与确认对于达到并保持无菌屏障系统的完整性至关重要,以确认无菌医疗器械的使用者在打开包装前保持其完整性。

宜有形成文件的过程确认程序来证实灭菌和包装过程的效率和再现性。不仅仅是灭菌过程,成形、密封或其他闭合系统、剪切和过程处置也会对无菌屏障系统产生影响。GB/T 19633 的本部分为制造和装配包装系统用的过程进行开发和确认提供了行为和要求框架。GB/T 19633.1 和本部分被设计成满足欧洲医疗器械指令的基本要求。

在 ISO 11607-2 的制定过程中,遇到的主要障碍之一是术语的协调。术语"包装""最终包装""初包装"在全球范围内有不同的含义。因此,选用这些术语中的哪一个被认为是完成 ISO 11607-2 的一个障碍。协调的结果是,引入了"无菌屏障系统"这样一个术语,用来描述执行医疗器械包装所需的特有功能的最小包装。其特有功能有:可对其进行灭菌,提供可接受的微生物屏障,可无菌取用。"保护性包装"则用以保护无菌屏障系统,无菌屏障系统和保护性包装组成了包装系统。"预成形无菌屏障系统"可包括任何已完成部分装配的无菌屏障系统,如组合袋、顶头袋、医院用的包装卷材等。

无菌屏障系统是最终灭菌医疗器械安全性的基本保证。管理机构之所以将无菌屏障系统视为医疗器械的一个附件或一个组件,正是认识到了无菌屏障系统的重要特性所在。世界上许多地方把销往医疗机构用于机构内灭菌的预成形无菌屏障系统视为医疗器械。

最终灭菌医疗器械包装　第2部分：
成形、密封和装配过程的确认的要求

1　范围

GB/T 19633 的本部分规定了最终灭菌医疗器械的包装过程的开发与确认要求。这些过程包括了预成形无菌屏障系统、无菌屏障系统和包装系统的成形、密封和装配。

本部分适用于工业、医疗机构对医疗器械的包装和灭菌。

本部分不包括无菌制造医疗器械的包装要求。对于药物与器械的组合，还可能有其他要求。

2　规范性引用文件

下列文件对于本文件的应用是必不可少的。凡是注日期的引用文件，仅注日期的版本适用于本文件。凡是不注日期的引用文件，其最新版本（包括所有的修改单）适用于本文件。

ISO 11607-1　最终灭菌医疗器械包装　第1部分：材料、无菌屏障系统和包装系统的要求（Packaging for terminally sterilized medical devices — Part 1：Requirements for materials，sterile barrier systems and packaging systems）

3　术语和定义

下列术语和定义适用于本文件。

3.1
有效期限　expiry date
至少用年和月表示的一个日期，此日期前产品可以使用。

3.2
安装鉴定　installation qualification；IQ
获取设备已按其技术规范提供并安装的证据并形成文件的过程。
［ISO/TS 11139：2006］

3.3
标签　labeling
以书写、印刷、电子或图形符号等方式固定在医疗器械或其包装系统上，或医疗器械随附文件上。
注：标签是与医疗器械的识别、技术说明和使用有关的文件，但不包括运输文件。

3.4
运行鉴定　operational qualification；OQ
获取安装后的设备按运行程序使用时其运行是在预期确定的限度内的证据并形成文件的过程。
［ISO/TS 11139：2006］

3.5
包装系统　packaging system
无菌屏障系统和保护性包装的组合。
［ISO/TS 11139：2006］

3.6

性能鉴定 performance qualification;PQ

获取安装后并按运行程序运行过的设备持续按预先确定的参数运行的证据并形成文件的过程,从而使生产出符合其技术规范的产品。

[ISO/TS 11139:2006]

3.7

预成形无菌屏障系统 preformed sterile barrier system

已完成部分装配供装入和最终闭合或密封的无菌屏障系统。

示例:纸袋、组合袋和敞开着的可重复使用的容器。

[ISO/TS 11139:2006]

3.8

过程开发 process development

建立关键过程参数的公称值和极限。

3.9

产品 product

过程的结果。

[GB/T 19000—2008]

注:在灭菌标准中,产品是有形实体,如可以是原材料、中间体、部件和医疗产品。

[ISO/TS 11139:2006]

3.10

保护性包装 protective packaging

将其设计成最终使用前防止无菌屏障系统和其内装物品受到损坏的材料结构。

[ISO/TS 11139:2006]

3.11

重复性 repeatability

在相同测量条件下对同一特定量(被测变量)进行测量的成功测量结果之间的接近程度。

[ISO/TS 11139:2006]

注1:这些条件被称之为重复性条件。

注2:重复性条件可包括:

——同一测量程序;

——同一观察者;

——使用相同条件的同一台测量仪器;

——同一地点;

——短时间内的重复。

注3:重复性可以用结果的精密度这一术语来定量表述。

注4:出自《计量学中的国际间基本词汇和通用术语》,1993,定义3.6。

3.12

再现性 reproducibility

在改变的测量条件下对同一特定量(被测变量)进行测量的测量结果之间的接近程度。

[ISO/TS 11139:2006]

注1:有效表述再现性需要有改变条件的技术规范。

注2:改变条件可包括:

——测量原理;

——测量方法;

——观察者；

——测量仪器；

——参照标准；

——地点；

——使用条件；

——时间。

注3：再现性可以用结果的精密度这一术语来定量表述。

注4：出自《计量学中的国际间基本词汇和通用术语》，1993，定义3.7。

3.13

重复性使用容器　reusable container

设计成可反复使用的刚性无菌屏障系统。

3.14

无菌屏障系统　sterile barrier system

防止微生物进入并能使产品在使用地点无菌使用的最小包装。

3.15

无菌液路包装　sterile fluid-path packaging

设计成确保医疗器械预期与液体接触部分无菌的进出口保护套和/或包装系统。

注：静脉内输液管路的内部是无菌液路包装的一个实例。

3.16

确认　validation

（过程）通过获取、记录和解释所需的结果，来证明某个过程能持续生产出符合预定规范的产品的形成文件的程序。

注：出自 ISO/TS 11139:2006。

4　通用要求

4.1　质量体系

4.1.1　本部分所描述的活动应在正式的质量体系中进行。

注：GB/T 19001 和 YY/T 0287 给出了适用的质量体系的要求。国家或地区可以规定其他要求。

4.1.2　为了满足本部分要求，不一定要取得第三方质量体系认证。

4.1.3　医疗机构可使用所在的国家或地区所要求的质量体系。

4.2　抽样

用于选择和测试包装系统的抽样方案应适用于评价中的包装系统。抽样方案应建立在统计学原理之上。

注：GB/T 2828.1 或 GB/T 450 给出了适宜的抽样方案。一些国家或地区可能还规定了其他抽样方案。

4.3　试验方法

4.3.1　所有用于表明符合本部分的试验方法应得到确认，并形成文件。

注：ISO 11607-1:2006 中的附录 B 包含了适宜的试验方法一览表。

4.3.2　试验方法的确认应证实所用方法的适宜性。应包括下列要素：

——确定包装系统相应试验的选择原则；

——确定可接受准则；

注：合格/不合格是可接受准则的一种型式。

——确定试验方法的重复性；

——确定试验方法的再现性；

——确定完好性试验方法的灵敏度。

4.3.3 除非在材料试验方法中另有规定，试验样品宜在(23±1)℃和(50±2)％的相对湿度下进行状态调节至少 24 h。

4.4 形成文件

4.4.1 证实符合本部分要求应形成文件。

4.4.2 所有文件应保留一个规定的时间。保留期应考虑的因素有法规要求、医疗器械或灭菌屏障系统的有效期和可追溯性。

4.4.3 符合要求的文件可包括(但不限于)性能数据、技术规范、使用确认过的试验方法进行试验的试验结果和方案，以及安装鉴定、运行鉴定和性能鉴定的结果。

4.4.4 确认、过程控制或其他质量决定过程的电子记录、电子签名和电子记录的手写签名应真实可靠。

5 包装过程的确认

5.1 总则

5.1.1 预成形无菌屏障系统和无菌屏障系统制造过程应得到确认。

这些过程示例包括，但不限于：

——刚性和软性的泡罩成形；

——组合袋、卷或纸袋成形和密封；

——成形/充装/密封自动过程；

——套装组合和包裹；

——盘/盖密封；

——重复性使用容器的充装和闭合；

——灭菌纸的折叠和包裹。

5.1.2 过程确认应至少按顺序包括安装鉴定、运行鉴定和性能鉴定。

5.1.3 过程开发不属于过程确认的正式范畴，宜被认为是成形和密封的组成部分(参见附录 A)。

5.1.4 现有产品的确认可用以前的安装和运行鉴定数据。这些数据可用于确定关键参数的公差。

5.1.5 当确认相似的预成形无菌屏障系统和无菌屏障系统的制造过程时，确立相似性和最坏情况构型的说明应形成文件，至少应使最坏情况构型按本部分得到确认。

注：例如，不同规格的预成形无菌屏障系统之间具有相似性。

5.2 安装鉴定(IQ)

5.2.1 应进行安装鉴定。

安装鉴定考虑的方面包括：

——设备设计特点；

——安装条件，如布线、效用、功能等；

——安全性；

——设备在标称的设计参数下运行；

——随附的文件、印刷品、图纸和手册；

——配件清单；

——软件确认；

　　——环境条件,如洁净度、温度和湿度;

　　——形成文件的操作者培训;

　　——操作手册和程序。

5.2.2　应规定关键过程参数。

5.2.3　关键过程参数应得到控制和监视。

5.2.4　报警和警示系统或停机应在经受关键过程参数超出预先确定的限值的事件中得到验证。

5.2.5　关键过程仪器、传感器、显示器、控制器等应经过校准并有校准时间表。校准宜在性能鉴定前和后进行。

5.2.6　应有书面的维护保养和清洗时间表。

5.2.7　程序逻辑控制器、数据采集和检验系统等软件系统的应用,应得到确认,确保其预期功能。应进行功能试验,以验证软件、硬件,特别是接口有正确的功能。系统应经过核查(如输入正确和不正确的数据、模拟输入电压的降低),以测定数据或记录的有效性、可靠性、同一性、精确性和可追溯性。

5.3　运行鉴定(OQ)

5.3.1　过程参数应经受所有预期生产条件的挑战,以确保它们将生产出满足规定要求的预成形无菌屏障系统和无菌屏障系统。

5.3.2　应在上极限参数和下极限参数下生产预成形无菌屏障系统和无菌屏障系统,并应具有满足预先规定要求的特性。应考虑以下质量特性:

　　a)　对于成形和装配:

　　　　——完全成形/装配成的无菌屏障系统;

　　　　——产品适合于装入该无菌屏障系统;

　　　　——满足基本尺寸。

　　b)　对于密封:

　　　　——规定密封宽度的完整密封;

　　　　——通道或开封;

　　　　——穿孔或撕开;

　　　　——材料分层或分离。

　　注:密封宽度技术规范的示例见 YY/T 0698.5—2009 中 4.3.2。

　　c)　对于其他闭合系统:

　　　　——连续闭合;

　　　　——穿孔或撕开;

　　　　——材料分层或分离。

5.4　性能鉴定(PQ)

5.4.1　性能鉴定应证实该过程在规定的操作条件下能持续生产可接受的预成形无菌屏障系统和无菌屏障系统。

5.4.2　性能鉴定应包括:

　　——实际或模拟的产品;

　　——运行鉴定中确定的过程参数;

　　——产品包装要求的验证;

　　——过程控制和能力的保证;

　　——过程重复性和再现性。

5.4.3　对过程的挑战应包括生产过程中预期遇到的情况。

注：这些挑战可包括，但不限于：机器设置和程序变更，程序启动和重启，电力故障和波动，以及多班组（如适用）。

5.4.4 挑战过程应至少包括三组生产运行，用适宜的抽样来证实一个运行中的变异性和各运行间的再现性。一个生产运行的周期宜能说明过程的变化。

注：这些变量包括，但不仅限于：机器预热，故障停机和班组更换，正常开机和停机，以及材料的批间差。

5.4.5 应建立成形、密封和装配操作的形成文件的程序和技术规范，并结合到性能鉴定中。

5.4.6 应监视并记录基本过程变量。

5.4.7 过程应得到控制并能持续生产出符合预定要求的产品。

5.5 过程确认的正式批准

5.5.1 作为确认程序的最后一个步骤，过程确认应得到评审和正式批准并形成文件。

5.5.2 该文件应总结和参考所有方案和结果，并描述过程确认阶段的结论。

5.6 过程控制与监视

5.6.1 应建立程序来确保过程得到控制，并在常规运行过程中确立的参数范围内。

5.6.2 关键过程参数应得到常规监视并形成文件。

5.7 过程更改和再确认

5.7.1 形成文件、审查和批准发生改变的更改控制程序应包括有关包装和密封过程文件的更改。

5.7.2 如果设备、产品、包装材料或包装过程发生改变会影响原来的确认并会对无菌医疗器械的无菌状态、安全性或有效性带来影响时，应对过程进行再确认。

注：下列改变会对已确认的过程带来影响：
——会影响过程参数的原材料改变；
——安装新的设备部件；
——过程和/或设备从一个地点移向另一个地点；
——灭菌过程改变；
——质量或过程控制显示有下降的趋势。

5.7.3 应对再确认的必要性进行评价并形成文件，如果不需要对原来确认的所有方面重新进行确认，再确认就不必像首次确认那样全面。

5.7.4 由于很多微小变动会对过程的确认状态带来累积性影响，宜考虑对过程进行周期性确认或评审。

6 包装系统装配

6.1 无菌屏障系统应在相适应的环境条件下进行装配，以使医疗器械受到污染的风险为最小。

6.2 应按受控的标识和加工程序对包装系统进行装配，以防止错误标识。

注：其他指南见 DIN 58953-7 和 DIN 58953-8。

6.3 应依据建立在确认过程基础上的说明（用以确保灭菌处于规定的灭菌过程）对包装系统进行装配和充装器械。这些说明书宜包括内装物的构成和隔架、总重量、内包裹和吸水材料。

7 重复性使用无菌屏障系统的使用

除符合第 6 章所列的要求外，还应符合 ISO 11607-1:2006 中 5.1.10 和 5.1.11 的规定（装配、拆开维护、修理和贮存）。

注：重复性使用容器的其他指南见 YY/T 0698.8、DIN 58953-9 和 AAMI/ANSI ST 33。重复性使用织物的其他指南见 YY/T 0506.1 和 ANSI/AAMI ST 65。

8 无菌液路包装

8.1 无菌液路组件的装配和闭合应满足第 5 章和第 6 章的要求。

8.2 标示无菌液路的医疗器械,器械的结构和其闭合系统相结合,应保持无菌液路的无菌状态。

    注 1:ISO 11607-1 提供了微生物屏障特性和无菌屏障系统的完整性的要求。

    注 2:作为本部分要求的解释,器械和其闭合器件共同组成无菌屏障系统。

附　录　A
（资料性附录）
过程开发

过程开发不属于过程确认的正式范畴,宜被认为是成形和密封的组成部分。过程开发或过程设计需得到评定,以识别和评价关键参数及其操作范围、设置和公差。

进行过程评定是为了建立所需过程的上下限和期望的正常运行条件。这些过程极限宜足以远离失败条件或边界条件。采用以下技术会有助于选择最佳过程参数窗口,即绘制出对应于不同条件(如温度)下的密封强度曲线,并附有相应的密封结果的外观实物。

潜在的故障模式和作用水平对过程的影响最大,宜对其加以识别和追溯(故障模式及其作用分析、原因及其作用分析)。

宜使用具有统计意义的有效技术,如筛选试验和统计学设计的试验,来使过程得到优化。

被评价的基本过程参数可能包括,但不限于:

——温度;

——压力/真空度,包括变化速率;

——停滞时间(流水线速度);

——能量水平/频率(射频/超声波);

——盖式闭合系统的扭矩极限。

所选的基本参数应选择在能使它们得到控制并能生产出满足既定设计规范的无菌屏障系统和包装系统。

参 考 文 献

［1］ GB/T 450—2008 纸和纸板 试样的采取及试样纵横向、正反面的测定(ISO 186:2002,MOD)

［2］ GB/T 2828.1—2012 计数抽样检验程序 第1部分:按接收质量限(AQL)检索的逐批检验抽样计划(ISO 2859-1:1999,IDT)

［3］ GB/T 19000—2008 质量管理体系 基础和术语(ISO 9000:2005,IDT)

［4］ GB/T 19001—2008 质量管理体系 要求(ISO 9001:2008,IDT)

［5］ GB/T 19971—2005 医疗保健产品灭菌 术语汇编(ISO/TS 11139:2001,IDT)

［6］ YY/T 0287—2003 医疗器械 质量管理体系 用于法规的要求(ISO 13485:2003,IDT)

［7］ YY/T 0506.1—2005 病人、医护人员和器械用手术单、手术衣和洁净服 第1部分:制造厂、处理厂和产品的通用要求

［8］ YY/T 0698.5 最终灭菌医疗器械包装材料 第5部分:透气材料与塑料膜组成的可密封组合袋和卷材 要求和试验方法

［9］ YY/T 0698.6 最终灭菌医疗器械包装材料 第6部分:用于低温灭菌过程或辐射灭菌的无菌屏障系统生产用纸 要求和试验方法

［10］ YY/T 0698.8 最终灭菌医疗器械包装材料 第8部分:蒸汽灭菌器用重复性使用灭菌容器 要求和试验方法

［11］ AAMI/ANSI ST33:1996 医疗保健机构中环氧乙烷灭菌和蒸汽灭菌用可重复使用的硬质灭菌容器的使用和选择指南

［12］ ANSI/AMMI ST65:2000 医疗保健机构中可重复使用布的使用过程

［13］ DIN 58953-7:2003 灭菌-灭菌材料供应 第7部分:灭菌纸,非织造布包裹材料,纸袋,热和自密封组合袋和卷材的使用

［14］ DIN 58953-8:2003 灭菌-灭菌材料供应 第8部分:无菌医疗器械的后勤

［15］ DIN 58953-9:2000 灭菌-无菌材料供应 第9部分:灭菌容器的使用技术

［16］ GHTF Study Group 3, Process validation guidance for medical device manufactures.

［17］ 计量学中的国际间基本词汇和通用术语(International Vocabulary of Basic and General Terms in Metrology),1993,BIPM,IEC,IFCC,ISO,IUPAC,IUPAP,OIML.

ICS 11.080.040
C 31

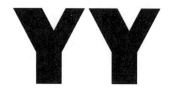

中华人民共和国医药行业标准

YY/T 0698.1—2011

最终灭菌医疗器械包装材料
第 1 部分:吸塑包装共挤塑料膜
要求和试验方法

Packaging materials for terminal sterilized medical devices—
Part 1:Co-extrusion plastic films used for vacuum forming packaging—
Requirements and test methods

2011-12-31 发布
2013-06-01 实施

国家食品药品监督管理局　　发 布

前　　言

YY/T 0698《最终灭菌医疗器械包装材料》,包括以下部分:

——第1部分:吸塑包装共挤塑料膜　要求和试验方法;

——第2部分:灭菌包裹材料　要求和试验方法;

——第3部分:纸袋(YY/T 0698.4 所规定)、组合袋和卷材(YY/T 0698.5 所规定)生产用纸　要求和试验方法;

——第4部分:纸袋　要求和试验方法;

——第5部分:纸与塑料膜组合的热封和自封袋和卷材　要求和试验方法;

——第6部分:用于低温来灭菌过程或辐射灭菌的无菌屏障系统生产用纸　要求和试验方法;

——第7部分:用于环氧乙烷或辐射灭菌的医用可密封无菌屏障系统生产用涂胶纸　要求和试验方法;

——第8部分:蒸汽灭菌器用重复性使用灭菌容器　要求和试验方法;

——第9部分:可密封组合袋、卷材和盖材生产用无涂胶聚烯烃非织造布材料　要求和试验方法;

——第10部分:可密封组合袋、卷材和盖材生产用涂胶聚烯烃非织造布材料　要求和试验方法;

······

本部分为 YY/T 0698 的第1部分。

本部分按照 GB/T 1.1—2009 给出的规则起草。

其他医疗器械包装的要求和试验方法将在 YY/T 0698 其他部分中规定。

本标准的附录 A 是规范性附录。

本部分由国家食品药品监督管理局提出。

本部分由全国医用输液器具标准技术化委员会(SAC/TC 106)归口。

本部分主要起草单位:福州绿帆包装材料有限公司。

本部分参加起草单位:希悦尔包装(中国)有限公司。

本部分主要起草人:徐礼文、张海军、吴春明、张静。

引　言

ISO 11607[1] 系列标准总标题为"最终灭菌医疗器械的包装"，包括两个部分。该系列标准的第 1 部分规定了预期在使用前保持最终灭菌医疗器械无菌的预成形无菌屏障系统、无菌屏障系统和包装系统的通用要求和试验方法。该系列标准的第 2 部分规定了成形、密封和装配过程的确认要求。

每个无菌屏障系统必须满足 ISO 11607-1 的要求。

YY/T 0698 系列标准可用于证实符合 ISO 11607-1 规定的一项或多项要求。

---

[1] 本标准制定时，ISO 11607 系列标准正在转化为我国标准。我国将来与之对应的标准是 GB/T 19633 系列标准。

最终灭菌医疗器械包装材料
第1部分:吸塑包装共挤塑料膜
要求和试验方法

1 范围

YY/T 0698 的本部分规定了最终灭菌医疗器械包装用吸塑包装共挤塑料膜(以下简称"吸塑膜")的要求和试验方法。本标准适用于在医疗器械厂对医疗器械进行吸塑包装的共挤塑料膜。

本部分未对 ISO 11607-1 的通用要求增加要求,这样,4.2 至 4.5 中的专用要求可用以证实符合 ISO 11607-1 的一项或多项要求,但不是其全部要求。

由吸塑膜和其他包装材料组成医疗器械无菌屏障系统,能使使用者在打开包装前看到内装物,以便于无菌操作。

2 规范性引用文件

下列文件对于本文件的应用是必不可少的。凡是注日期的引用文件,仅注日期的版本适用于本文件。凡是不注日期的引用文件,其最新版本(包括所有的修改单)适用于本文件。

GB/T 458—2008 纸和纸板透气度的测定

GB/T 1040(所有部分) 塑料 拉伸性能的测定

GB/T 6672 塑料薄膜和薄片厚度的测定 机械测量法

GB/T 6673 塑料薄膜和薄片长度和宽度的测定

GB/T 7408 数据元和交换格式 信息交换 日期和时间表示法

GB/T 8809 塑料薄膜抗摆锤冲击试验方法

GB/T 16578.1 塑料薄膜和薄片 耐撕裂性能的测定 第1部分:裤形撕裂法

3 术语和定义

ISO 11607-1 中界定的术语和定义适用于本文件。

4 要求

4.1 总则

ISO 11607-1 中的要求适用。

4.2 材料

吸塑膜宜由两层或多层复合共挤而成。

4.3 规格

吸塑膜厚度规格宜在 0.06 mm～0.2 mm 范围内选择。

注:预期吸塑成型较深的包装宜选择较厚的吸塑膜,有些特殊器械包装可能要求超过 0.2 mm 的吸塑膜。

43

4.4 性能要求和试验方法

4.4.1 外观

4.4.1.1 在自然光线下目检,吸塑膜不允许有穿孔、异物、异味、粘连、复合层间分离及明显损伤(表面划痕和破裂)、气泡、皱纹、脏污等缺陷。

4.4.1.2 按 GB/T 6672 检验时,最大厚度和最小厚度与标称值之差应不大于标称值的±15％。

4.4.1.3 按 GB/T 6673 检验时,吸塑膜宽度应为标称值±1 mm。

4.4.2 物理性能

4.4.2.1 按 GB/T 1040 中规定的方法对 5 型试样试验时,吸塑膜纵向、横向拉伸强度均应不小于 20 MPa;纵向、横向断裂标称应变(断裂伸长率)均应不小于300％。

4.4.2.2 按 GB/T 16578.1 中规定的试验时,吸塑膜纵向撕裂强度应不小于 25 kN/m,横向撕裂强度应不小于 30 kN/m。

4.4.2.3 按 GB/T 458—2008 中规定的葛尔莱(Gurley)法进行透气性试验时,在不少于 1 h 内圆筒应无可见移动,允差为±1 mm。

4.4.2.4 按 GB/T 8809 中规定的方法试验时,试样抗摆锤冲击能量应不小于 0.40 J。

4.4.2.5 按附录 A 试验时,吸塑膜应无针孔。

4.5 标志

4.5.1 卷材的标志

除非供需双方另有协议,每卷包装上应清晰地标出以下信息:
- a) 品名;
- b) 规格;
- c) 数量(长度);
- d) 制造商或供应商的名称或商标;
- e) 符合 GB/T 7408 的生产日期;
- f) 批号;
- g) 推荐的贮存条件。

4.5.2 运输包装标志

每件运输包装应永久性地清晰标有以下信息:
- a) 内装物说明,包括组合袋或卷材的规格或/和规格代码、及本标准编号;
- b) 数量;
- c) 制造商或供应商的名称或商标;
- d) 符合 GB/T 7408 的生产日期;
- e) 批号;
- f) 推荐的贮存条件。

5 制造商提供的信息

制造商应向使用方提供适用盖材的信息和推荐的热封条件的数据。

注:对于热封,这些参数包括温度范围、压力和时间。

附　录　A
（规范性附录）
吸塑膜中的针孔测定方法

注：如经下列标准试验方法进行比对，证实具有同样的灵敏度，可使用其他试验方法。

A.1　仪器和试剂

A.1.1　配重海绵，尺寸为 110 mm×75 mm×32 mm 的纤维素海棉用阻水粘合剂粘接到一块 110 mm×75 mm×12 mm 的钢板上，总质量为(800±50)g。
A.1.2　盘，深不小于 15 mm，最小尺寸为 130 mm×95 mm。
A.1.3　吸水纸，白色，中速或中/快速滤纸或色谱纸。
A.1.4　平面玻璃。
A.1.5　染色溶液，1 g/100 mL 的苋莱红溶液，含 0.005％溴棕三甲铵［溴化十二(烷)基三甲铵、十四(烷)基三甲铵、十六(烷)基三甲铵的混合物］作为湿化剂。

A.2　试件的制备

取 5 个状态调节[1]后的不小于 250 mm 卷材长度的吸塑膜，标识其外表面。

A.3　步骤

在平面玻璃上放一张与试样相似规格的吸水纸，放上供试膜，内表面面向吸水纸。
将染色液注入盘中，放入海绵 1 min，取出海绵，在盘边沥去多余的液体。
将海绵放在试样上，确保海绵的边缘离开试样边缘至少 15 mm，放置 2 min。取出海绵，检测吸水纸上是否因染色液穿透而被染色。对其他试样重复此步骤。

A.4　试验报告

报告吸水纸发生染色的样品数量。

---

1)　若无特殊规定，本标准中规定的状态调节是指试验前按 GB/T 10739 给出的方法进行。

ICS 11.080.040
CCS C 31

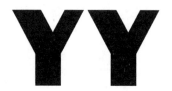

中华人民共和国医药行业标准

YY/T 0698.2—2022
代替 YY/T 0698.2—2009

最终灭菌医疗器械包装材料
第2部分：灭菌包裹材料　要求和试验方法

Packaging materials for terminal sterilized medical devices—
Part 2：Sterilization wrap—Requirements and test methods

2022-10-17 发布

2023-10-01 实施

国家药品监督管理局　　发　布

前　言

本文件按照 GB/T 1.1—2020《标准化工作导则　第 1 部分:标准化文件的结构和起草规则》的规定起草。

本文件是 YY/T 0698《最终灭菌医疗器械包装材料》的第 2 部分。YY/T 0698 已经发布了以下部分:

——第 1 部分:吸塑包装共挤塑料膜　要求和试验方法;

——第 2 部分:灭菌包裹材料　要求和试验方法;

——第 3 部分:纸袋(YY/T 0698.4 所规定)、组合袋和卷材(YY/T 0698.5 所规定)生产用纸　要求和试验方法;

——第 4 部分:纸袋　要求和试验方法;

——第 5 部分:透气材料与塑料膜组成的可密封组合袋和卷材　要求和试验方法;

——第 6 部分:用于低温灭菌过程或辐射灭菌的无菌屏障系统生产用纸　要求和试验方法;

——第 7 部分:环氧乙烷或辐射灭菌无菌屏障系统生产用可密封涂胶纸　要求和试验方法;

——第 8 部分:蒸汽灭菌器用重复性使用灭菌容器　要求和试验方法;

——第 9 部分:可密封组合袋、卷材和盖材生产用无涂胶聚烯烃非织造布材料　要求和试验方法;

——第 10 部分:可密封组合袋、卷材和盖材生产用涂胶聚烯烃非织造布材料　要求和试验方法。

本文件代替 YY/T 0698.2—2009《最终灭菌医疗器械包装材料　第 2 部分:灭菌包裹材料　要求和试验方法》,与 YY/T 0698.2—2009 相比,除结构调整和编辑性改动外,主要技术变化如下:

a)　删除了"无菌区域"和"手术单"两个术语(见 2009 年版的第 3 章);

b)　将材料名称"平纸""皱纹纸""非织造布材料""纺织材料"分别更改为"平纸包裹材料""皱纹纸包裹材料""非织造布包裹材料""纺织包裹材料"(见 4.2.2.1、4.2.2.2、4.2.2.3、4.2.2.4,2009 年版的 4.2.2.1、4.2.2.2、4.2.2.3、4.2.2.4);

c)　增加悬垂性的相关要求(见 4.2.1.8);

d)　删除了悬垂性和悬垂系数(见 2009 年版的 4.2.2.1.7、4.2.2.2.5、4.2.2.3.6);

e)　删除了表面电阻要求(见 2009 年版的 4.2.1.7);

f)　增加了"非织造布包裹材料"防水性能试验(见 4.2.2.3.7);

g)　删除了疏盐水性要求(见 2009 年版的 4.2.2.3.5);

h)　纺织包裹材料增加了两个条款(见 4.2.2.4.1、4.2.2.4.2);

i)　纺织包裹材料断裂强力明确为干态和湿态均应符合要求(见 4.2.2.4.3,2009 年版的 4.2.2.4.1);

j)　删除了纺织包裹材料疏水性试验(见 2009 年版的 4.2.2.4.5);

k)　在运输包装上增加了"灭菌包裹材料是否一次性使用"的标示要求(见 4.3.1h);

l)　将测定悬垂性的试验方法由规范性附录更改为资料性附录(见附录 B,2009 年版的附录 C)。

请注意本文件的某些内容可能涉及专利。本文件的发布机构不承担识别专利的责任。

本部分由国家药品监督管理局提出。

本部分由全国医用输液器具标准化技术委员会(SAC/TC 106)归口。

本文件起草单位:山东省医疗器械和药品包装检验研究院、上海建中医疗器械包装股份有限公司、山东新华医疗器械股份有限公司、杜邦(中国)研发管理有限公司、浙江康德莱医疗器械股份有限公司。

本文件主要起草人:张鹏、高冉冉、宋翌勤、韩兴伟、钱军、张谦、彭建、于晓慧、汪友琼。

本文件于 2009 年首次发布,本次为第一次修订。

引　言

　　GB/T 19633《最终灭菌医疗器械的包装》包括两个部分。第 1 部分规定了预期在使用前保持最终灭菌医疗器械无菌的预成形无菌屏障系统、无菌屏障系统和包装系统的通用要求和试验方法。第 2 部分规定了成形、密封和装配过程的确认要求。

　　YY/T 0698 可用于证实符合 GB/T 19633.1 规定的一项或多项要求。

　　YY/T 0698 旨在规范和促进产业的发展进步,拟由以下部分组成:

——第 1 部分:吸塑包装共挤塑料膜　要求和试验方法。

——第 2 部分:灭菌包裹材料　要求和试验方法。

——第 3 部分:纸袋(YY/T 0698 .4 所规定)、组合袋和卷材(YY/T 0698.5 所规定)生产用纸　要求和试验方法。

——第 4 部分:纸袋　要求和试验方法。

——第 5 部分:透气材料与塑料膜组成的可密封组合袋和卷材　要求和试验方法。

——第 6 部分:用于低温灭菌过程或辐射灭菌的无菌屏障系统生产用纸　要求和试验方法。

——第 7 部分:环氧乙烷或辐射灭菌无菌屏障系统生产用可密封涂胶纸　要求和试验方法。

——第 8 部分:蒸汽灭菌器用重复性使用灭菌容器　要求和试验方法。

——第 9 部分:可密封组合袋、卷材和盖材生产用无涂胶聚烯烃非织造布材料　要求和试验方法。

——第 10 部分:可密封组合袋、卷材和盖材生产用涂胶聚烯烃非织造布材料　要求和试验方法。

最终灭菌医疗器械包装材料
第2部分:灭菌包裹材料 要求和试验方法

1 范围

本文件规定了预期在使用前保持最终灭菌医疗器械无菌的预成形屏障系统和包装系统的材料的要求和试验方法。

本文件适用于预期为一次性使用的平纸包裹材料、皱纹纸包裹材料、非织造布包裹材料和预期为重复性使用的纺织包裹材料的性能测定。

2 规范性引用文件

下列文件中的内容通过文中的规范性引用而构成本文件必不可少的条款。其中,注日期的引用文件,仅该日期对应的版本适用于本文件;不注日期的引用文件,其最新版本(包括所有的修改单)适用于本文件。

GB/T 451.2 纸和纸板定量的测定

GB/T 454 纸 耐破度的测定

GB/T 455 纸和纸板撕裂度的测定

GB/T 458 纸和纸板 透气度的测定

GB/T 465.1 纸和纸板 浸水后耐破度的测定

GB/T 465.2 纸和纸板 浸水后抗张强度的测定

GB/T 1540 纸和纸板吸水性的测定(可勃法)

GB/T 1545 纸、纸板和纸浆 水抽提液酸度或碱度的测定

GB/T 3917.1 纺织品 织物撕破性能 第1部分:冲击摆锤法撕破强力的测定

GB/T 4744 纺织品 防水性能的检测和评价 静水压法

GB/T 5453 纺织品 织物透气性的测定

GB/T 7408 数据元和交换格式 信息交换 日期和时间表示法

GB/T 7742.1 纺织品 织物胀破性能 第1部分:胀破强力和胀破扩张度的测定 液压法

GB/T 7974 纸、纸板和纸浆 蓝光漫反射因数 D65 亮度的测定(漫射/垂直法,室外日光条件)

GB/T 10739 纸、纸板和纸浆试样处理和试验的标准大气条件

GB/T 12914 纸和纸板 抗张强度的测定 恒速拉伸法(20 mm/min)

GB/T 19633.1—2015 最终灭菌医疗器械包装 第1部分:材料、无菌屏障系统和包装系统的要求

GB/T 24218.3 纺织品 非织造布试验方法 第3部分:断裂强力和断裂伸长率的测定(条样法)

中华人民共和国药典 2020 年版 四部

ISO 9197 纸、纸板和纸浆 水溶性氯化物的测定(Paper, board and pulps—Determination of water-soluble chlorides)

ISO 9198 纸、纸板和纸浆 水溶性硫酸盐的测定(Paper, board and pulp—Determination of water-soluble sulfates)

3 术语和定义

GB/T 19633.1 界定的术语和定义适用于本文件。

4 要求

4.1 总则

对于预成型无菌屏障系统和无菌屏障系统的材料，GB/T 19633.1 的要求适用。

本文件仅给出了所包括的材料的使用性能和试验方法，未修改或增加 GB/T 19633.1 规定的通用要求。因此，4.2 中规定的专用要求可用于证实符合 GB/T 19633.1 的一项或多项要求，但不是全部要求。

注 1：符合本文件并不意味符合 GB/T 19633.1。

一份符合本文件的确认文件，应具有是否覆盖 GB/T 19633.1 的声明。

注 2：当为了便于组装、干燥或无菌取用，在无菌屏障系统内部使用附加材料（如内包装、容器过滤器、指示器、装箱单、垫、仪器组装套件、托盘衬垫或医疗器械周围的包裹材料）时，可以规定包括在确认过程中确定这些材料可接受性的其他要求。

4.2 性能要求和试验方法

4.2.1 总则

4.2.1.1 包裹材料应不脱色。对按 GB/T 1545 制备的热抽提液，按照《中华人民共和国药典》（2020 年版）四部 0901 溶液颜色检查法进行检测，溶液应为无色。

4.2.1.2 按 GB/T 451.2 试验时，包裹材料 1 m² 的平均质量应在制造商宣称的标称值±5% 范围内。

4.2.1.3 按 GB/T 1545 中热抽提法制备水抽提液，包裹材料抽提液的 pH 应不小于 5 且不大于 8。

4.2.1.4 按 ISO 9198 试验时，用 GB/T 1545 制备的热抽提液的硫酸盐（以硫酸钠计）含量应不超过 0.25%（2 500 mg/kg）。

4.2.1.5 按 ISO 9197 试验时，用 GB/T 1545 制备的热抽提液的氯化物含量（以氯化钠计）应不超过 0.05%（500 mg/kg）。

4.2.1.6 按 GB/T 7974 试验时，由于荧光增白剂作用导致的 D65 荧光亮度应不大于 1%。

4.2.1.7 当置于 25 cm 处的紫外光源下，材料每 0.01 m² 上轴长大于 1 mm 的荧光斑点的数量应不超过 5 处。

注：使用的紫外灯见附录 A。

4.2.1.8 制造商应按要求提供悬垂性结果及相关的试验方法。

注：试验方法见附录 B、GB/T 23329、ISO 9073-9、GB/T 8942。

4.2.2 专用要求

4.2.2.1 平纸包裹材料

4.2.2.1.1 按 GB/T 455 试验时，包裹材料沿机器方向和横向撕裂度应不小于 500 mN。机器方向和横向的判定见 GB/T 450。

4.2.2.1.2 按 GB/T 458 规定的本特生法试验时，在 1.47 kPa 的气压下，包裹材料透气度应不小于 1.7 μm/(Pa·s)。

4.2.2.1.3 按 GB/T 454 试验时，包裹材料的耐破度应不小于 110 kPa。

4.2.2.1.4 按 GB/T 465.1 用 10 min 浸泡时间试验时,包裹材料的湿态耐破度应不小于 35 kPa。

4.2.2.1.5 按附录 A 试验时,包裹材料的疏水性应是穿透时间不小于 20 s。

4.2.2.1.6 按附录 C 试验时,10 个试样的平均孔径应不超过 35 μm,最大值应不超过 50 μm。

4.2.2.1.7 按 GB/T 12914 试验时,包裹材料的抗张强度沿机器方向应不小于 1.33 kN/m,横向应不小于 0.67 kN/m。

4.2.2.1.8 按 GB/T 465.2 试验时,包裹材料的湿态抗张强度沿机器方向应不小于 0.33 kN/m,横向应不小于 0.27 kN/m。

4.2.2.1.9 按 GB/T 1540 使用 60 s 的测试时间(可勃法)试验时,纸张各面的吸水性(可勃值)应不大于 20 g/m²。

4.2.2.2 皱纹纸包裹材料

4.2.2.2.1 皱纹纸包裹材料应经皱化处理,以提高其柔软性。

4.2.2.2.2 按 GB/T 12914 试验时,非织造布的断裂伸长率沿机器方向应不小于 10%,横向应不小于 2%。

4.2.2.2.3 按附录 A 试验时,包裹材料的疏水性应是穿透时间不小于 20 s。

4.2.2.2.4 按附录 C 试验时,10 个试样的平均孔径应不超过 35 μm,最大值应不超过 50 μm。

4.2.2.2.5 按 GB/T 12914 试验时,包裹材料的抗张强度沿机器方向应不小于 1.33 kN/m,横向应不小于 0.67 kN/m。

4.2.2.2.6 按 GB/T 465.2 试验时,包裹材料的湿态抗张强度沿机器方向应不小于 0.33 kN/m,横向应不小于 0.27 kN/m。

4.2.2.3 非织造布包裹材料

注:本部分中用作无菌屏障系统的非织造布可理解为用纺织纤维和/或非纺织纤维制造。

4.2.2.3.1 按 GB/T 455 试验时,非织造包裹材料的内在撕裂度沿机器方向应不小于 750 mN,横向应不小于 1 000 mN。

4.2.2.3.2 按 GB/T 454 试验时,包裹材料的耐破度应不小于 130 kPa。

4.2.2.3.3 按 GB/T 465.1 并使用 10 min 浸水时间试验时,非织造布的湿态耐破度应不小于 90 kPa。

4.2.2.3.4 按 GB/T 12914 试验时,非织造布的断裂伸长率沿机器方向应不小于 5%,横向应不小于 7%。

4.2.2.3.5 按 GB/T 12914 试验时,非织造布包裹材料的抗张强度沿机器方向应不小于 1.00 kN/m,横向应不小于 0.65 kN/m。

4.2.2.3.6 按 GB/T 465.2 试验时,非织造布包裹材料的湿态抗张强度沿机器方向应不小于 0.75 kN/m,横向应不小于 0.50 kN/m。

4.2.2.3.7 应按 GB/T 4744 静水压法确定并记录非织造布包裹材料的防水性能的试验结果。

4.2.2.4 纺织包裹材料

4.2.2.4.1 当纺织材料生产的包装仅预期用于辐照灭菌时,不需要透气,此时 4.2.2.4.6 不适用。

4.2.2.4.2 GB/T 19633.1—2015 中 5.1.11 和 5.1.12 给出的重复性使用织物的要求适用,制造商应给出对处理循环次数进行量化和控制的方法。

4.2.2.4.3 按 GB/T 24218.3 试条法试验时,包裹材料干态和湿态的径向和纬向断裂强力应不低于 300 N。

4.2.2.4.4 按 GB/T 3917.1 试验时,径向和纬向的干态和湿态撕破强力应不低于 6 N。湿态试验样品应按 GB/T 24218.3 制备。

4.2.2.4.5 按 GB/T 7742.1 试验时,包裹材料的干态和湿态胀破强力应不低于 100 kPa。湿态试验样品应按 GB/T 24218.3 制备。

4.2.2.4.6 按 GB/T 5453 试验时,包裹材料的透气率应不大于 20 mm/s。

4.2.2.4.7 应按 GB/T 4744 静水压法确定并记录非织造布包裹材料的防水性能的试验结果。

4.3 标识

4.3.1 运输包装

运输包装上应清晰易认且永久地标有以下信息:

a) 产品名称或编码;

b) 数量;

c) 制造商名称、地址;

d) 符合 GB/T 7408 的生产日期;

e) 批号[1];

f) 标称的片材规格(毫米)和标称卷材的宽度(毫米)和长度(米);

g) 推荐的贮存条件;

h) 灭菌包裹材料是否一次性使用。

注 1:管理要求适用于标识,而且在将来可以修改,比如医疗器械唯一标识(UDI)。

注 2:标识符号的使用见 YY/T 0466.1。

4.3.2 内包装

片材内包装和卷材内的标签应清晰易认且牢固地标有 4.3.1 中 a)、b)、d)、e)和 f)信息。

5 制造商提供的信息

除了 GB/T 19633.1—2015 中第 7 章外,制造商还宜提供下列信息:

——灭菌包裹材料的特殊应用的建议(比如,无菌屏障系统、保护性包装、包装系统);

——任何认识到的有关该包装材料和/或系统的风险的性质和程度;

——任何可能需要的有关包装后器械的信息。

注:国家法规对于制造商提供信息的要求可能适用。

---

1) 用于追溯产品生产史的编号。

附 录 A
（规范性）
疏水性测定方法

A.1 仪器

A.1.1 紫外光源（UV-A,315 nm～390 nm）和紫外辐照计。

A.1.2 平盘，约 200 mm×150 mm×15 mm。

A.1.3 干燥器。

A.1.4 秒表。

A.1.5 撒粉器，一端有一个公称孔径为 0.125 mm～0.150 mm 的筛子，另一端闭合。

A.2 试剂

按以下步骤制备干燥指示粉：

碾碎 20 g 蔗糖，通过公称孔径为 0.063 mm～0.075 mm 的筛子。将过筛蔗糖置于干燥器中硅胶上方或在 105 ℃～110 ℃的烘箱内干燥。将 10 g 干燥蔗糖与 10 mg 荧光素钠混合，使混合粉通过公称孔径为 0.063 mm～0.075 mm 的筛子 5 次。最后将干态指示粉转移到撒粉器中。

撒粉器中的干态指示粉应贮存在干燥器中或贮存在 105 ℃～110 ℃的烘箱内。

A.3 步骤

取 10 张状态调节后的纸试件,各为 60 mm×60 mm,将它们分为两组,各 5 个试样。一组"包裹面"向上,另一组则外面向上。对每个试样沿两边折成 10 mm 高的直角。在状态调节温度下,将纯化水倒入平盘内,使水深为 10 mm。打开紫外灯,使其达到最大亮度,调节灯的距离,使在盘中水面的照度为（300±20）$\mu W/cm^2$。在一个试件上撒一层薄的干态指示粉。将试件漂放在紫外灯下的水面上,记录出现荧光的时间。对其他 9 个试件重复此步骤。

若无特殊规定,本文件中规定的状态调节是指试验前按 GB/T 10739 给出的方法进行。

纸的疏水性受水的温度的影响很大,应将水温保持在（23±1）℃。

A.4 试验报告

试验报告应包括以下部分：

a) 以秒为单位报告纸的各面的平均穿透时间；

b) 被测产品的标识,实验室的标识和日期；

c) 试验方法依据的文件。

附　录　B
（资料性）
测定悬垂性的试验方法

B.1　仪器

B.1.1　柔软性试验仪

柔软性试验仪主要由一个夹具组成（由一对平面夹钳或滚子组成），能将 25 mm 宽的纸条的一端沿与长度方向成直角地水平夹持，夹具安装在一个轴上，夹具能绕轴作旋转运动。试验仪示意图见图 B.1。

夹持表面的边缘应齐整，当夹具从其初始位转过 90°时，其边缘可作为指示。

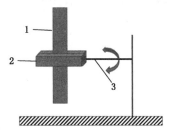

标引序号说明：
1——纸条（待测样品）；
2——夹具；
3——轴。

图 B.1　柔软性试验仪示意图

B.1.2　尺子

尺子以毫米分度。

B.2　步骤

试样在（23±1）℃和相对湿度（50±2）%下状态调节至少 24 h，切 10 个试件，各宽 25 mm，长 200 mm。5 个试件的长为机器方向，5 个试件的长为横向。

调平机器，使夹持边呈水平，将试件的一端夹持在其中。当旋转轴顺时针方向以 1 r/min 速度（15 s 转 90°）伸向左方时，纸条通过垂线落向右方，而当旋转轴从该点逆时针回转 90°时，纸条不落回到左侧。

减小伸出长度，直至顺时针旋转和逆时针旋转（90±2）°时，纸条的悬端都能从一侧落向另一面，测量从夹具或滚柱夹具边沿至试条端部的距离作为有效伸出的长度（临界长度）。

B.3　试验报告

试验报告应包括以下部分：
a)　纸的机器方向和横向的平均临界长度，以毫米表示；
b)　被测产品的标识，实验室的标识和日期；
c)　试验方法依据的文件。

附 录 C
（规范性）
孔径测定方法

C.1 原理

使空气强行通过被一种液体湿化的材料的孔隙,观察所需的压力,用该压力与已知的液体表面张力估计材料中孔隙的大小,该估计值即为材料的等效孔径。

C.2 试验液体

所用的试验液宜能使纸被完全湿化,对阻水材料具有低的溶剂溶解力,不使纤维膨胀,并有恒定的表面张力,无毒性,低燃点,无泡沫,价格适宜。

注：无水乙醇试剂被认为适宜。

C.3 仪器

C.3.1 试验仪器如图 C.1 所示；
  a) 试验头"1"：一个适宜材料（如黄铜）制造的筒状容器,试样"a"置于其上方可用环形夹具"b"和螺栓"c"夹紧。用内径为 50 mm 的合成橡胶垫圈"d"使试样形成密封；
  b) 压力测量装置；
  c) 空气流向试验头的开关；
  d) 提升试验头"1"中压力用的流量调节阀；
  e) 空气流向压力测量装置中的开关；
  f) 容量约为 2.5 L 的储气瓶,与试验头"1"连接,用以保证保持压升所必需的空气流速以克服通过材料的气流损失；
  g) 气源。

C.3.2 用图 C.1 所示的仪器进行试验：

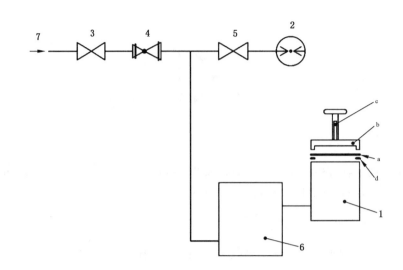

标引序号说明：

1 ——试验头；

2 ——压力测量装置；

3,5——开关；

4 ——可调节阀；

6 ——储气瓶；

7 ——气源；

a 试样；

b 夹环；

c 螺栓；

d 橡胶垫圈。

图 C.1　测定孔径的仪器示例

接通气源。打开开关"3"，使空气通过储气瓶"6"到达试验头"1"，调节阀"4"给出压力提升所需的流量，试验期间使开关"5"保持打开。当试验材料中出现第一个气泡时，关闭开关"5"，从压力测量装置"2"上读取所达到的压力。

C.3.3 等效孔径的测量仪器具有以下特性：

a) 以下列方式对材料试样提供夹持：

1) 使其水平；

2) 材料下表面 50 mm 直径面积内的圆形区内承受稳定提升的气压；

3) 试验期间试验液无泄漏；

4) 试验期间夹具中的样品不滑动。

注：用弹性材料的夹具阻止试验液泄漏。用适宜的合成橡胶得到适宜的接触状态。

b) 气压的增加速率应是 2 kPa/min～2.5 kPa/min(200 mmH$_2$O/min～250 mmH$_2$O/min)[2]。

c) 与试验头连接的压力测量装置应以 kPa(或 mmH$_2$O)读数。

d) 压力测量装置应有适宜的测量范围。

注：对多数材料而言，量程为 6 kPa(600 mmH$_2$O)的压力测量装置为适宜。而对气密材料，如防水材料、洁净服和手术衣和手术单的测量建议用量程为 10 kPa 的压力测量装置。

---

2) 1 mmH$_2$O＝9.806 55 Pa。

C.4　试样的制备

应尽量少处置材料,除了对样品进行状态调节,不能再有折叠、熨烫或其他处理。从材料上不同的位置切取样品,以使其尽可能地有代表性。样品切成方便于处置、夹持的形状。

注:对于多数的仪器,样品切成 75 mm×75 mm 的方形较为方便。

除非另有规定,从供试材料上切取 10 个供试样品。

C.5　步骤

C.5.1　在 GB/T 10739 规定的试验条件下进行试验。

C.5.2　用任何合适的方法测定试验液的表面张力,精确到 0.5 mN/m。

注:在标准大气压下,无水乙醇试剂的表面张力一般在 22 mN/m～24 mN/m,温度修正系数为:−0.005 mN/(m·K)。Wilhelmy 法、滴重计法、单毛细管法和双毛细管法都可满足表面张力的测量。

C.5.3　将状态调节后的试样在试验液下面约 15 mm(深)浸泡,至少 3 min 后用镊子取出试样,并夹于试验头中,注几毫升试验液至材料表面上;所注的试液的量,宜在试验期间因下面所施压力而明显鼓起后,恰好能覆盖试验材料。记录该阶段试验液的温度。

注:如果样品在注入试验液覆盖整个表面之前就能因下面的气压增加而发生鼓起,这样的材料会更易于试验的进行。

C.5.4　随着气压的增加,表面上不同的位置出现气泡,在压力增加的同时,持续观察样品并记录上表面出现第一个气泡时的压力,精确到毫米水柱。

C.5.5　对其他试样进行试验,直至得到所有结果。

C.6　结果

C.6.1　结果计算与表示

对每个试样按式(C.1)计算等效孔半径 r,以微米为单位。

$$r = \frac{2 \times T \times 10^6}{\rho \times P \times g} \quad\quad\quad\quad\quad\quad\quad\quad (C.1)$$

或简化成

$$r = 204 \times \frac{T}{P} \quad\quad\quad\quad\quad\quad\quad\quad (C.2)$$

式中:

T ——试验温度下的表面张力的数值,单位为毫牛每米(mN/m);

ρ ——试验温度下水的密度的数值,单位为毫克每立方毫米(mg/mm³);

P ——气泡压的数值,单位为毫米水柱(mmH₂O);

g ——重力加速度的数值,单位为毫米每二次方秒(mm/s²)。

计算平均孔半径并用孔的直径表示结果。

注1:水在标准大气温度下的相对密度取 1 mg/mm³,对试验所引入的误差与试验结果的变异性相比很小。

注2:同样,尽管已知不同地域的 g 值的差异为 0.5%,将其假定为恒定值 9 810 mm/s²,所引入的误差与试验结果的变异性相对很小。

C.6.2　等效孔半径计算公式的推导

对于圆柱形管路,使液体通过它所需的压力由式(C.3)给出:

$$P = \frac{2 \times T \times \cos Q}{r} \quad\quad\quad\quad\quad\quad\quad\quad (C.3)$$

式中：

T ——液体的表面张力的数值，单位为牛每米（N/m）；

Q ——液体与固体接触界面的接触角的数值，单位为摄氏度（°）；

r ——管腔的半径的数值，单位为米（m）。

这即是拉普拉斯公式。

接触角非常难以测量，因此用一种液体使材料完全湿化，使 $\cos Q=1$，这样公式就成为

$$P=\frac{2\times T}{r} \qquad\qquad\qquad\qquad\qquad（C.4）$$

该压力通常以毫米水柱为单位测量，因而使用水压差计或使用毫米水柱校正过的压力测量装置。因此：

$$P=P_b\times\rho\times g \qquad\qquad\qquad\qquad\qquad（C.5）$$

式中：

P_b ——水柱高度的数值，单位为毫米水柱（mmH_2O）；

ρ ——水的密度的数值，单位为毫克每立方毫米（mg/mm^3）；

g ——重力加速度的数值，单位为毫米每二次方秒（mm/s^2）。

C.7 试验报告

试验报告应包括以下部分：

a) 各试样的等效孔径和平均孔径，以微米表示；

b) 与规定步骤的任何偏离；

c) 被测产品的标识，实验室的标识和日期；

d) 试验方法依据的文件。

参 考 文 献

［1］ GB/T 450 纸和纸板 试样的采取及试样纵横向、正反面的测定

［2］ GB/T 8942 纸 柔软度的测定

［3］ GB/T 23329 纺织品 织物悬垂性的测定

［4］ YY/T 0466.1 医疗器械 用于医疗器械标签、标记和提供信息的符号 第 1 部分：通用要求

［5］ ISO 9073-9 Textiles—Test methods for nonwovens—Part 9：Determination of drapability including drape coefficient

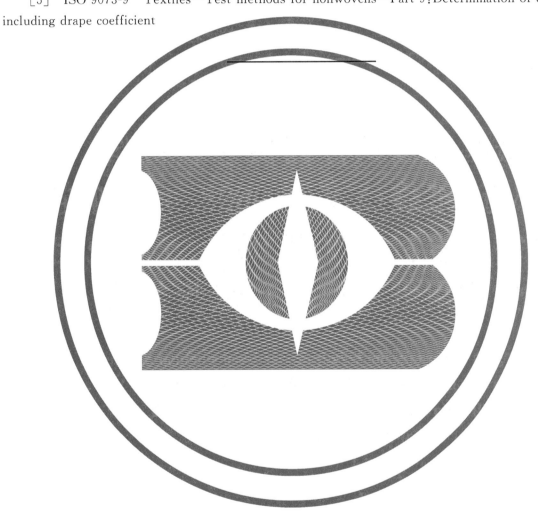

ICS 11.080.040
C 31

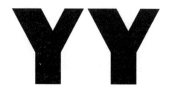

中华人民共和国医药行业标准

YY/T 0698.3—2009

最终灭菌医疗器械包装材料
第3部分：纸袋(YY/T 0698.4所规定)、
组合袋和卷材(YY/T 0698.5所规定)
生产用纸 要求和试验方法

Packaging materials for terminal sterilized medical devices—
Part 3:Paper for use in the manufacture of paper bags(specified in YY/T 0698.4)
and in the manufacture of pouches and reels(specified in YY/T 0698.5)—
Requirements and test methods

2009-06-16 发布   2010-12-01 实施

国家食品药品监督管理局   发 布

前　言

YY/T 0698《最终灭菌医疗器械包装材料》，由以下几部分组成：
——第2部分：灭菌包裹材料　要求和试验方法；
——第3部分：纸袋（YY/T 0698.4所规定）、组合袋和卷材（YY/T 0698.5所规定）生产用纸　要求和试验方法；
——第4部分：纸袋　要求和试验方法；
——第5部分：透气材料与塑料膜组成的可密封组合袋和卷材　要求和试验方法；
——第6部分：用于低温灭菌过程或辐射灭菌的无菌屏障系统生产用纸　要求和试验方法；
——第7部分：环氧乙烷或辐射灭菌无菌屏障系统生产用可密封涂胶纸　要求和试验方法；
——第8部分：蒸汽灭菌器用重复性使用灭菌容器　要求和试验方法；
——第9部分：可密封组合袋、卷材和盖材生产用无涂胶聚烯烃非织造布材料　要求和试验方法；
——第10部分：可密封组合袋、卷材和盖材生产用涂胶聚烯烃非织造布材料　要求和试验方法。
本部分为YY/T 0698的第3部分。
其他最终灭菌医疗器械包装材料的要求和试验方法将在其他部分中规定。
YY/T 0698的本部分等同采用prEN 868-3:2007《最终灭菌医疗器械包装材料：第3部分：袋（EN 868-4所规定）和卷材（EN 868-5所规定）生产用纸　通用要求和试验方法》。
本部分的附录A和附录B是规范性附录。
本部分由全国医用输液器具标准化技术委员会提出。
本部分由国家食品药品监督管理局济南医疗器械质量监督检验中心归口。
本部分主要起草单位：山东省医疗器械产品质量检验中心、上海康德莱企业发展集团有限公司。
本部分参加起草单位：上海建中医疗器械包装有限公司。
本部分主要起草人：闫宁、宋龙富、张洪辉、吴平。

引　言

ISO 11607[1]标准总标题为"最终灭菌医疗器械的包装",包括两个部分。该标准的第 1 部分规定了预期在使用前保持最终灭菌医疗器械无菌的预成形无菌屏障系统、无菌屏障系统和包装系统的通用要求和试验方法。该标准的第 2 部分规定了成形、密封和装配过程的确认要求。

每个无菌屏障系统必须满足 ISO 11607-1 的要求。

YY/T 0698 标准可用于证实符合 ISO 11607-1 规定的一项或多项要求。

---

1)　EN 868-1:1997 已被 ISO 11607-1:2006 所代替。我国与 ISO 11607 对应的标准是 GB/T 19633—2005
(ISO 11607:2003,IDT)。请注意 GB/T 19633 的修订情况。

最终灭菌医疗器械包装材料
第3部分：纸袋（YY/T 0698.4所规定）、
组合袋和卷材（YY/T 0698.5所规定）
生产用纸 要求和试验方法

1 范围

YY/T 0698 的本部分提供了纸袋（YY/T 0698.4 所规定）、组合袋和卷材（YY/T 0698.5 所规定）生产用纸的要求和试验方法。

本部分未对 ISO 11607-1 的通用要求增加要求，这样，4.2 中的专用要求可用以证实符合 ISO 11607-1 的一项或多项要求，但不是其全部要求。

本部分所规定的纸适用于对最终灭菌医医疗器的包装。

注：适用的灭菌方法由制造商规定。

2 规范性引用文件

下列文件中的条款通过 YY/T 0698 本部分的引用而成为本部分的条款。凡是注日期的引用文件，其随后所有的修改单（不包括勘误的内容）或修订版均不适用于本部分，然而，鼓励根据本部分达成协议的各方研究是否可使用这些文件的最新版本。凡是不注日期的引用文件，其最新版本适用于本部分。

GB/T 451.2 纸和纸板定量的测定（GB/T 451.2—2002，eqv ISO 536:1995）

GB/T 454 纸耐破度的测定（GB/T 454—2002，idt ISO 2758:2001）

GB/T 455 纸和纸板撕裂度的测定（GB/T 455—2002，eqv ISO 1974:1990）

GB/T 458 纸和纸板 透气度的测定（GB/T 458—2008，ISO 5636-3:1992，MOD）

GB/T 465.1 纸和纸板 浸水后耐破度的测定法（GB/T 465.1—2008，ISO 3689:1983，IDT）

GB/T 465.2 纸和纸板 浸水后抗张强度的测定法（GB/T 465.2—2008，ISO 3781:1983，IDT）

GB/T 1540 纸和纸板吸水性的测定 可勃法（GB/T 1540—2002，neq ISO 535:1991）

GB/T 1545 纸、纸板和纸浆水抽提液酸度和碱度的测定（GB/T 1545—2008，ISO 6588:1981，MOD）

GB/T 2678.6 纸、纸板和纸浆水溶性硫酸盐的测定（电导滴定法）（GB/T 2678.6—1996，eqv ISO 9198:1989）

GB/T 7408 数据元和交换格式 信息交换 日期和时间表示法（GB/T 7408—2005，ISO 8601:2000，IDT）

GB/T 7974—2002 纸、纸板和纸浆亮度（白度）的测定 漫射/垂直法（neq ISO 2470:1999）

GB/T 12914 纸和纸板 抗张强度的测定（GB/T 12914—2008，ISO 1924-2:1994，MOD）

ISO 6588-2:2005 纸、纸板和纸浆 水抽提液 pH 的测定 第2部分：热抽提

ISO 9197 纸、纸板和纸浆 水溶性氯化物的测定

ISO 11607-1 最终灭菌医疗器械的包装 第1部分：材料、无菌屏障系统和包装系统的要求

3 术语和定义

ISO 11607-1 确立的术语和定义适用于 YY/T 0698 的本部分。

4 要求

4.1 总则

ISO 11607-1 的要求适用。

注：下列专用要求和试验方法可用于证实 ISO 11607-1 的一项或多项要求，但不是全部要求。

4.2 性能要求和试验方法

4.2.1 纸应不脱色。对按 ISO 6588-2 制备的热水抽提液进行目力检验来证实其符合性。

4.2.2 按 GB/T 451.2 试验时，1 m² 纸的平均质量应在制造商标称值的 ±5％ 范围内。

4.2.3 按 GB/T 1545 中热抽提法试验时，纸抽提液的 pH 值应不小于 5 且不大于 8。

4.2.4 按 ISO 9197 试验时，用 ISO 6588-2:2005,7.2 制备的热抽提液(不加 2 mL 氯化钾溶液)的氯化物含量(以氯化钠计)应不超过 0.05％(500 mg/kg)。

4.2.5 按 GB/T 2678.6 试验时，用 ISO 6588-2:2005,7.2 制备的热抽提液(不加 2 mL 氯化钾溶液)的硫酸盐(以硫酸钠计)含量应不超过 0.25％(2 500 mg/kg)。

4.2.6 按 GB/T 7974—2002 测定时，纸的荧光亮度(白度,F)应不大于 1％。UV 照射源在距离 25 cm 处照射，每 0.01 m² 上轴长大于 1 mm 的荧光斑点的数量应不超过 5 处。

4.2.7 按 GB/T 455 试验时，纸的机器方向和横向上的内在撕裂度应不小于 550 mN。

4.2.8 按 GB/T 458 规定的本特生法试验时，在 1.47 kPa 的气压下，纸的透气性应不小于 3.4 μm/(Pa·s)。

4.2.9 按 GB/T 454 试验时，纸的耐破度应不小于 230 kPa。

4.2.10 按 GB/T 465.1 用 10 min 浸泡时间试验时，纸的湿态耐破度应不小于 35 kPa。

4.2.11 按附录 A 试验时，纸的疏水性应是穿透时间不小于 20 s。

4.2.12 按附录 B 试验时，10 个试件的平均孔径应不超过 35 μm，最大值应不大于 50 μm。

4.2.13 按 GB/T 12914 试验时，纸的抗张强度沿机器方向应不小于 4.40 kN/m，横向应不小于 2.20 kN/m。

4.2.14 按 GB/T 465.2 试验时，纸的湿态抗张强度沿机器方向应不小于 0.80 kN/m，横向应不小于 0.45 kN/m。

4.2.15 按 GB/T 1540 使用 60 s 的测试时间(可勃法)试验时，纸张各面的吸水性(可勃值)应不大于 20 g/m²。

4.3 标志

4.3.1 运输包装

运输包装上应清晰易认且永久地标有以下信息：

a) 产品目录编号；

b) 数量；

c) 制造商(或供应商)名称或商标；

d) 符合 GB/T 7408 的生产日期；

e) 批号[1]；

f) 标称的每平方米质量，以克表示；

g) 标称的卷材的宽度，以毫米表示；

h) 推荐的贮存条件。

4.3.2 内包装

内包装或卷材内的标签应清晰易认且牢固地标有 4.3.1 中 a)、b)、c)、e)和 f)信息。

5 制造商提供的信息

国家法规对制造商提供信息的要求可能适用。

---

1) 用于追溯产品生产史的编号。

附 录 A
（规范性附录）
疏水性测定方法

A.1 仪器

A.1.1 紫外光源(UV-A,315 nm～390 nm)和紫外辐照计。

A.1.2 平盘,约 200 mm×150 mm×15 mm。

A.1.3 干燥器。

A.1.4 秒表。

A.1.5 撒粉器,一端有一个公称孔径为 0.125 μm～0.150 μm 的筛子另一端闭合。

A.2 试剂

按以下步骤制备的干燥指示粉。

碾碎 20 g 蔗糖,通过公称孔径为 0.063 mm～0.075 mm 的筛子。将过筛蔗糖置于干燥器中硅胶上方或在 105 ℃～110 ℃的烘箱内干燥。将 10 g 干燥蔗糖与 10 mg 荧光素钠混合,使混合粉通过公称孔径为 0.063 mm～0.075 mm 的筛子 5 次。最后将干态指示粉转移到撒粉器中。

撒粉器中的干态指示粉应贮存在干燥器中或贮存在 105 ℃～110 ℃的烘箱内。

A.3 步骤

取 10 张状态调节[1]后的纸试件,各为 60 mm×60 mm,将它们分为两组,各 5 个试样。一组包装面向上,另一组则外面向上。对每个试样沿两边折成 10mm 高的直角。在状态调节温度下,将纯化水倒入平盘内,使水深为 10 mm。打开紫外灯,使其达到最大亮度,调节灯的距离,使在盘中水面的照度为 300 μW/cm² ±20 μW/cm²。在一个试件上撒一层薄的干态指示粉。将试件漂放在紫外灯下的水面上,记录出现荧光的时间。对其他 9 个试件重复此步骤。

纸的疏水性受水的温度影响很大,应将水温保持在 23 ℃±1 ℃。

A.4 试验报告

以秒为单位报告纸的各面的平均穿透时间。

---

[1] 若无特殊规定,本标准中规定的状态调节是指试验前按 GB/T 10739 给出的方法进行。

附　录　B

（规范性附录）

孔径测定方法

B.1　原理

使空气强行通过被一种液体湿化的材料的孔隙,观察所需的压力,用该压力与已知的液体表面张力估计材料中孔隙的大小。

B.2　试验液体

所用的试验液宜能使纸被完全湿化,对阻水材料具有低的溶剂溶解力,不使纤维膨胀,并有恒定的表面张力,无毒性、低燃点、无泡沫,价格适宜。

注:乙醇溶液被认为适宜。

B.3　仪器

B.3.1　试验仪器如图 B.1 所示。主要组成有:

　　a)　试验头(1):一个适宜材料(如黄铜)制造的筒状容器,试样"a"置于其上方可用环形夹具"b"和螺栓"c"夹紧。用内径为 50 mm 的合成橡胶垫圈"d"使试样形成密封;

　　b)　压力测量装置;

　　c)　空气流向试验头的开关;

　　d)　提升"1"中压力用的流量调节阀;

　　e)　空气流向压力测量装置中的开关;

　　f)　容量约为 2.5 L 的储气瓶,与"1"连接。用以保证保持压升所必需的空气流速以克服通过材料的气流损失;

　　g)　气源。

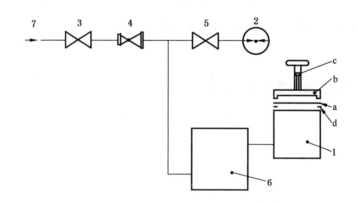

1——试验头;

2——压力测量装置;

3,5——开关;

4——可调节阀;

6——储气瓶;

7——气源;

a——试样;

b——夹环;

c——螺栓;

d——橡胶垫圈。

图 B.1　测定孔径的仪器示例

B.3.2 用图 B.1 所示的仪器按以下进行试验：

接通气源。打开开关"3"，使空气通过储气瓶"6"到达试验头，调节阀"4"给出压力提升所需的流量，试验期间使开关"5"保持打开。当试验材料中出现第一个气泡时，关闭"5"从而从压力测量装置"2"上读取所达到的压力。

B.3.3 等效孔径的测量仪器具有以下特性：

    a) 以下列方式对材料试样提供夹持：

        1) 使其水平；

        2) 材料下表面 50 mm 直径面积内的圆形区内承受稳定提升的气压；

        3) 试验期间试验液无泄漏；

        4) 试验期间夹具中的样品不滑动。

    注：该夹具宜带有能阻止试验液泄漏的弹性材料。用适宜的合成橡胶可得到适宜的接触状态。

    b) 气压的增加速率应是 2 kPa/min～2.5 kPa/min(200 mmH$_2$O/min～250 mmH$_2$O/min)[2]。

    c) 与试验头连接的压力测量装置应以千帕(或毫米水柱)读数。

    d) 压力测量装置应有适宜的测量范围。

    注：对多数材料而言，量程为 6 kPa 的压力(600 mm 水柱)的压力测量装置为适宜。而对气密材料，如防水材料、洁净服和手术衣和手术单的测量建议用量程为 10 kPa 的压力测量装置。

B.4 试样的制备

应尽量少处置材料，除了对样品进行状态调节，不能再有像折叠、熨烫或其他处理。从材料上不同的位置切取样品，以使其尽可能地有代表性。样品切成方便于处置、夹持的形状。

    注：对于多数的仪器，样品切成 75 mm×75 mm 的方形较为方便。

除非另有规定，从供试材料上切取 10 个供试样品。

B.5 步骤

B.5.1 在 GB/T 10739 规定的试验条件下进行试验。

B.5.2 用任何方便的方法测定试验液的表面张力，精确到 0.5 mN/m。

    注：在标准大气压下，乙醇溶液的表面张力一般在 22 mN/m～24 mN/m，温度修正系数为：−0.005 mN/(m·K)。Wilhelmy 法、滴重计法、单毛细管法和双毛细管法都可满足表面张力的测量。

B.5.3 将状态调节后的试样在试验液下面约 15 mm(深)浸泡，至少 3 min 后用镊子取出试样，并夹于试验头中，注几毫升试验液至材料表面上；使所注的试液的量，宜是在试验期间因下面所施压力而明显鼓起后，恰好能覆盖试验材料。记录该阶段试验液的温度。

    注：如果样品在注入试验液覆盖整个表面之前就能因下面的气压增加而发生鼓起，这样的材料会更易于试验的进行。

B.5.4 随着气压的增加，表面上不同的位置出现气泡，在压力增加的同时，持续观察样品并记录上表面出现第一个气泡时的压力，精确到毫米。

B.5.5 对其他试样进行试验，直至得到所有结果。

B.6 结果

B.6.1 结果计算与表示

对每个试样按下式计算等效孔半径 r，以微米为单位。

$$r = 2T \cdot 10^6/\rho \cdot P \cdot g \qquad\qquad\qquad\cdots\cdots\cdots\cdots\cdots\cdots\cdots(B.1)$$

或简化成

---

  2) 1 mm 水柱＝9.806 55 Pa。

$$r = 204 \cdot T/P \quad \cdots\cdots\cdots\cdots\cdots\cdots\cdots\cdots\cdots \text{（B.2）}$$

式中：

T——试验温度下的表面张力,单位为毫牛每米(mN/m)；

g——重力加速度,单位为毫米每二次方秒(mm/s²)；

ρ——试验温度下水的密度,单位为毫克每立方毫米(mg/mm³)；

P——气泡压,单位为毫米水柱(mmH₂O)。

计算平均孔半径并用孔的直径表示结果。

注1：水在标准大气温度下的相对密度取 1 mg/mm³ 对试验所引入的误差与试验结果的变异性相比很小。

注2：同样,尽管已知不同地域的 g 的差异在 0.5%,将其假定为恒定值 9 810 mm/s²,所引入的误差与试验结果的变异性相对很小。

B.6.2 等效孔半径计算公式的推导

对于圆柱形管路,使液体通过它所需的压力由下式给出：

$$P = \frac{2T\cos Q}{r} \quad \cdots\cdots\cdots\cdots\cdots\cdots\cdots\cdots\cdots \text{（B.3）}$$

式中：

T——液体的表面张力,单位为牛每米(N/m)；

Q——液体与固体接触界面的接触角,单位为度(°)；

r——管腔的半径,单位为米(m)。

这即是拉普拉斯公式[3]。

接触角非常难以测量,因此用一种液体使材料完全湿化,使 $\cos Q=1$,这样公式就成为

$$P = \frac{2T}{r} \quad \cdots\cdots\cdots\cdots\cdots\cdots\cdots\cdots\cdots \text{（B.4）}$$

该式与 B.6.1 给出的简化式相同。

该压力通常以毫米水柱为单位测量,因而使用水压差计或使用毫米水柱校正过的压力测量装置。因此,

$$P = P_\text{b} \cdot \rho \cdot g \quad \cdots\cdots\cdots\cdots\cdots\cdots\cdots\cdots\cdots \text{（B.5）}$$

式中：

P_b——水柱高度,单位为毫米水柱(mmH₂O)；

ρ——水的密度,单位为毫克每立方毫米(mg/mm³)；

g——重力加速度,单位为毫米每二次方秒(mm/s²)。

B.7 试验报告

试验报告应包括以下部分：

a) 各试样的等效孔径和平均孔径,以微米表示；

b) 供试样品的描述；

c) 与规定步骤的任何偏离。

---

3) 见 ADAMSON,A. W.《表面物理化学》,New York,J. Wiley,1976。

参 考 文 献

GB/T 10739 纸、纸板和纸浆状态调节和试验的标准大气条件(GB/T 10739—2002,eqv ISO 187：1990)

────────

ICS 11.080.040
C 31

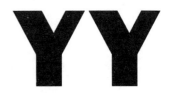

中华人民共和国医药行业标准

YY/T 0698.4—2009

最终灭菌医疗器械包装材料
第4部分：纸袋　要求和试验方法

Packaging materials for terminal sterilized medical devices—
Part 4：Paper bags—Requirements and test methods

2009-06-16 发布　　　　　　　　　　　　　　2010-12-01 实施

国家食品药品监督管理局　　发 布

前　言

YY/T 0698《最终灭菌医疗器械包装材料》，由以下几部分组成：

——第2部分：灭菌包裹材料　要求和试验方法；

——第3部分：纸袋（YY/T 0698.4所规定）、组合袋和卷材（YY/T 0698.5所规定）生产用纸　要求和试验方法；

——第4部分：纸袋　要求和试验方法；

——第5部分：透气材料与塑料膜组成的可密封组合袋和卷材　要求和试验方法；

——第6部分：用于低温灭菌过程或辐射灭菌的无菌屏障系统生产用纸　要求和试验方法；

——第7部分：环氧乙烷或辐射灭菌无菌屏障系统生产用可密封涂胶纸　要求和试验方法；

——第8部分：蒸汽灭菌器用重复性使用灭菌容器　要求和试验方法；

——第9部分：可密封组合袋、卷材和盖材生产用无涂胶聚烯烃非织造布材料　要求和试验方法；

——第10部分：可密封组合袋、卷材和盖材生产用涂胶聚烯烃非织造布材料　要求和试验方法。

本部分为YY/T 0698的第4部分。

其他最终灭菌医疗器械包装材料的要求和试验方法将在其他部分中规定。

YY/T 0698的本部分等同采用 prEN 868-4:2007《最终灭菌医疗器械包装材料　第4部分：纸袋　要求和试验方法》。

本部分的附录A和附录B是规范性附录。

本部分由全国医用输液器具标准化技术委员会提出。

本部分由国家食品药品监督管理局济南医疗器械质量监督检验中心归口。

本部分主要起草单位：山东省医疗器械产品质量检验中心、上海康德莱企业发展集团有限公司。

本部分参加起草单位：上海建中医疗器械包装有限公司。

本部分主要起草人：闫宁、宋龙富、张洪辉、李军生。

引　言

ISO 11607[1]标准总标题为"最终灭菌医疗器械的包装",包括两个部分。该标准的第 1 部分规定了预期在使用前保持最终灭菌医疗器械无菌的预成形无菌屏障系统、无菌屏障系统和包装系统的通用要求和试验方法。该标准的第 2 部分规定了成形、密封和装配过程的确认要求。

每个无菌屏障系统必须满足 ISO 11607-1 的要求。

YY/T 0698 标准可用于证实符合 ISO 11607-1 规定的一项或多项要求。

---

1)　EN 868-1:1997 已被 ISO 11607-1:2006 所代替。我国与 ISO 11607 对应的标准是 GB/T 19633—2005
　　(ISO 11607:2003,IDT)。请注意 GB/T 19633 的修订情况。

最终灭菌医疗器械包装材料
第4部分:纸袋 要求和试验方法

1 范围

YY/T 0698 的本部分提供了用 YY/T 0698 的第3部分规定的纸制造的纸袋的要求和试验方法。

本部分未对 ISO 11607-1 的通用要求增加要求。这样,4.2~4.6 中的专用要求可用以证实符合 ISO 11607-1 的一项或多项要求,但不是其全部要求。

本部分规定的纸袋适用于最终灭菌的医疗器械的包装。

2 规范性引用文件

下列文件中的条款通过 YY/T 0698 本部分的引用而成为本部分的条款。凡是注日期的引用文件,其随后所有的修改单(不包括勘误的内容)或修订版均不适用于本部分,然而,鼓励根据本部分达成协议的各方研究是否可使用这些文件的最新版本。凡是不注日期的引用文件,其最新版本适用于本部分。

GB/T 465.2 纸和纸板 浸水后抗张强度的测定法(GB/T 465.2—2008,ISO 3781:1983,IDT)

GB/T 1545 纸、纸板和纸浆水抽提液 pH 的测定(GB/T 1545—2008,ISO 6588:1981,MOD)

GB/T 2678.6 纸、纸板和纸浆水溶性硫酸盐的测定(电导滴定法)(GB/T 2678.6—1996,eqv ISO 9198:1989)

GB/T 7408 数据元和交换格式 信息交换 日期和时间表示法(GB/T 7408—2005,ISO 8601:2000,IDT)

GB/T 12914 纸和纸板 抗张强度的测定(GB/T 12914—2008,ISO 1924-2:1994,MOD)

GB 18282.1 医疗保健产品灭菌 化学指示物 第1部分:通则

YY 0503 环氧乙烷灭菌器

YY/T 0698.3 待灭菌医疗器械包装材料和系统 第3部分:(YY/T 0698.4 所规定的)纸袋(YY/T 0698.5 所规定的)袋和卷生产用纸 要求和试验方法

YY 1007 立式压力蒸汽灭菌器

EN 285 灭菌 蒸汽灭菌 大型灭菌器

ISO 6588-2:2005 纸、纸板和纸浆水抽提液 pH 的测定

ISO 9197 纸、纸板和纸浆 水溶性氯化物的测定

ISO 11607-1 最终灭菌医疗器械的包装 第1部分:材料、无菌屏障系统和包装系统的要求

3 术语和定义

ISO 11607-1 确立的术语和定义适用于 YY/T 0698 的本部分。

4 要求

4.1 总则

ISO 11607-1 的要求适用。

注:下列专用要求和试验方法可用于证实 ISO 11607-1 的一项或多项要求,但不是全部要求。

4.2 结构与设计

4.2.1 总则

4.2.1.1 纸袋应用 YY/T 0698.3 规定的纸制造。

4.2.1.2 应采用下列术语描述纸袋的设计：

注：在符合 ISO 11607-1 规定的前提下，结构设计可按用户要求。

a) 背面　纸袋有纵向接缝的一面；

b) 正面　纸袋无纵向接缝的一面；

c) 如无错边　正面和背面的长度相同、正面宜有一个 9 mm±3 mm 深、宽不小于 15 mm 的拇指切；

d) 如有错边　背面比正面宜至少长 10 mm 但不大于 25 mm；

e) 折边袋　有两个侧面的结构；

f) 无折边袋　在纵向边缘处正面和背面相邻；

g) 热封口袋　袋口正面、背面和折边处（如有）的内表面有连续的条状热封胶；

h) 非热封口　袋口没有条状热封胶。

4.2.1.3 袋子结构中所用的胶应抗水并无腐蚀性，以下称"结构胶"。

4.2.2　底封结构

应采用下列方法之一形成底封：

a) 底部应折叠两次，每次折叠用"结构胶"粘接；

b) 底部应在整个宽度范围内密封（用"结构胶"，或密封宽度不小于 6.5 mm）；

c) 底部按 b)中描述在整个宽度范围内密封，再折叠一次或多次，每次折叠用结构胶粘接或采用密封。

4.2.3　背封结构

4.2.3.1 应在袋的背面采用两行纵向"结构胶"密封。

4.2.3.2 应采用染色的粘合剂，以便于目力检验两个胶线的连续性。

4.2.3.3 染色剂宜不对粘合剂带来影响。

4.3　工艺（过程）指示物

如果纸袋上印有一个或多个一类指示物，指示物的性能应符合 GB 18282.1 的要求，每个指示物面积应不小于 100 mm²。指示物应不影响密封程序。

4.4　密封条

4.4.1 采用密封胶的袋子，密封胶应连续施加在正面、背面和折边处（如果有）的内表面上。

4.4.2 袋宽不超过 200 mm 时，密封条的宽度宜是 25 mm±3 mm，袋宽超过 200 mm 时，密封条的宽度宜是 40 mm±3 mm。

4.4.3 密封条的上边缘宜离开下错边或拇指切口的底部不小于 2 mm，但不超过 10 mm。

4.5　性能要求和试验方法

4.5.1 按附录 A 试验时，纸与粘合剂组合体的水浸液的 pH 值应在 4.5～8.0 范围内。

4.5.2 按附录 A 试验时，纸与粘合剂组合体抽提液的氯化物含量应不超过 0.05%（500 mg/kg）。

4.5.3 按附录 A 试验时，纸与粘合剂组合体抽提液的硫酸盐含量应不超过 0.25%（2 500 mg/kg）。

4.5.4 按附录 B 试验时，背封连接处每单位宽度的抗张强度应不小于 2.20 kN/m。

4.5.5 当纸袋承受 1 000 kPa/min 的最大压力变化速率（如 EN285:2006 规定）时，应不胀破。

4.6　标志

4.6.1　纸袋标志

纸袋应明显地标出：

a) "包装破损禁止使用"或其他等效文字；

b) 过程指示物（如果有）；

c)   制造商（或供应商）的名称或商标；

d)   批号[1]；

e)   公称尺寸和/或识别代码。

4.6.2   运输包装标志

每件运输包装应永久性地清晰标有以下信息：

a)   内装物说明,包括纸袋的规格或规格代码；

b)   数量；

c)   制造商（或供应商）的名称或商标；

d)   符合 GB/T 7408 的生产日期；

e)   批号[1]；

f)   推荐的贮存条件。

5   制造商提供的信息

制造商应向买方提供推荐的密封条件的数据。

注 1：对于热封,这些参数包括温度范围、压力和时间。

注 2：国家法规对于制造商提供信息的要求可能适用。

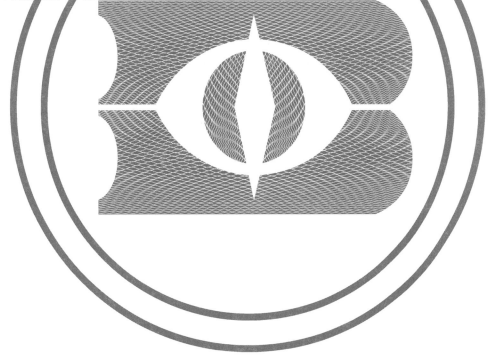

---

1)   用于追溯产品生产史的编号。

附　录　A
（规范性附录）
纸袋的 pH 值、氯化物、硫酸盐测定方法

A.1　试件的制备

从纸袋上裁取一定量的样品，样品包括背封连接处以及 10 mm 宽的有连接的各表面的纸。取样品 10 g，切成约 10 mm×10 mm 的方形。

A.2　pH 值

按 GB/T 1545.2 制备热抽提液并测定抽提液的 pH 值。

A.3　氯化物

按 ISO 6588-2:2005,7.2 制备热抽提液（加 2 mL 氯化钾溶液除外），按 ISO 9197 中测定的氯化物含量。

A.4　硫酸盐

按 ISO 6588-2:2005,7.2 制备热抽提液（加 2 mL 氯化钾溶液除外），按 GB/T 2678.6 中描述的方法测定硫酸盐含量。

A.4　试验报告

试验报告应包括下列内容：
a)　报告 pH 值，精确到 0.1 个 pH 单位。
b)　报告抽提液中的氯化钠的百分含量至两位有效数字。
c)　报告抽提液中的硫酸钠的百分含量至两位有效数字。

附 录 B
（规范性附录）
纸袋背封连接处抗张强度测定方法

B.1 试件的制备

从纸袋上与连接处成直角地裁取 5 个宽 15 mm 的纸条，使 15 mm 长的接缝位于各试条的中央。

注：试验前没有必要进行状态调节，也没有必要在规定的大气环境中试验。

B.2 步骤

按 GB/T 12914 中给出的方法对试样进行试验。

注：如果试验期间在达到规定值前纸发生断裂，由于密封处没有被试验则试验无效，宜调查纸断裂的原因。

B.3 试验报告

报告平均抗张强度（以 kN/m 为单位表示），精确到三位有效数字。

参 考 文 献

ISO 11607-2 最终灭菌医疗器械包装 第 2 部分:成形、密封和装配过程的确认

————————

ICS 11.080.040
C 31

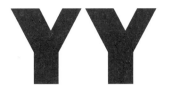

中华人民共和国医药行业标准

YY/T 0698.5—2009

最终灭菌医疗器械包装材料
第5部分:透气材料与塑料膜组成的
可密封组合袋和卷材 要求和试验方法

Packaging materials for terminal sterilized medical devices—
Part 5：Heat and self-sealable pouches and reels of paper and plastic film
construction—Requirements and test methods

2009-06-16 发布　　　　　　　　　　　　　　2010-12-01 实施

国家食品药品监督管理局　　发 布

前　言

YY/T 0698《最终灭菌医疗器械包装材料》，由以下几部分组成：

——第2部分：灭菌包裹材料　要求和试验方法；

——第3部分：纸袋（YY/T 0698.4所规定）、组合袋和卷材（YY/T 0698.5所规定）生产用纸　要求和试验方法；

——第4部分：纸袋　要求和试验方法；

——第5部分：透气材料与塑料膜组成的可密封组合袋和卷材　要求和试验方法；

——第6部分：用于低温灭菌过程或辐射灭菌的无菌屏障系统生产用纸　要求和试验方法；

——第7部分：环氧乙烷或辐射灭菌无菌屏障系统生产用可密封涂胶纸　要求和试验方法；

——第8部分：蒸汽灭菌器用重复性使用灭菌容器　要求和试验方法；

——第9部分：可密封组合袋、卷材和盖材生产用无涂胶聚烯烃非织造布材料　要求和试验方法；

——第10部分：可密封组合袋、卷材和盖材生产用涂胶聚烯烃非织造布材料　要求和试验方法。

本部分为YY/T 0698的第5部分。

其他最终灭菌医疗器械包装材料的要求和试验方法将在其他部分中规定。

YY/T 0698的本部分等同采用prEN 868-5：2007《最终灭菌医疗器械包装材料　第5部分：透气材料与塑料膜组成的可密封组合袋和卷材中要求和试验方法》。

本部分的附录A、附录B和附录C是规范性附录。

本部分由全国医用输液器具标准化技术委员会提出。

本部分由国家食品药品监督管理局济南医疗器械质量监督检验中心归口。

本部分主要起草单位：山东省医疗器械产品质量检验中心、上海建中医疗器械包装有限公司。

本部分参加起草单位：上海康德莱企业发展集团有限公司、山东新华医疗器械股份有限公司。

本部分主要起草人：宋龙富、闫宁、王久儒、吴平。

引　言

ISO 11607[1]标准总标题为"最终灭菌医疗器械的包装"，包括两个部分。该标准的第 1 部分规定了预期在使用前保持最终灭菌医疗器械无菌的预成形无菌屏障系统、无菌屏障系统和包装系统的通用要求和试验方法。该标准的第 2 部分规定了成形、密封和装配过程的确认要求。

每个无菌屏障系统必须满足 ISO 11607-1 的要求。

YY/T 0698 标准可用于证实符合 ISO 11607-1 规定的一项或多项要求。

---

1)　EN 868-1：1997 已被 ISO 11607-1：2006 所代替。我国与 ISO 11607 对应的标准是 GB/T 19633—2005（ISO 11607：2003，IDT）。请注意 GB/T 19633 的修订情况。

最终灭菌医疗器械包装材料
第5部分：透气材料与塑料膜组成的
可密封组合袋和卷材　要求和试验方法

1　范围

YY/T 0698 的本部分规定了用符合 YY/T 0698 第 3 部分、第 6 部分、第 7 部分、第 9 部分或第10部分透气材料和符合本部分 4.2.2 规定的塑料膜组成的可密封组合袋和卷材的要求和试验方法。

本部分未对 ISO 11607-1 的通用要求增加要求，这样，4.2～4.5 中的专用要求可用以证实符合 ISO 11607-1 的一项或多项要求，但不是其全部要求。

本部分规定的可密封组合袋和卷材适用于最终灭菌的医疗器械的包装。

可密封组合袋和卷材作为预成形无菌屏障系统，重要的是使使用者在打开包装前能看到内装物，以便于无菌操作。

2　规范性引用文件

下列文件中的条款通过 YY/T 0698 本部分的引用而成为本部分的条款。凡是注日期的引用文件，其随后所有的修改单（不包括勘误的内容）或修订版均不适用于本部分，然而，鼓励根据本部分达成协议的各方研究是否可使用这些文件的最新版本。凡是不注日期的引用文件，其最新版本适用于本部分。

GB/T 7408　数据元和交换格式　信息交换　日期和时间表示法（GB/T 7408—2005，ISO 8601：2000，IDT）

GB 18282.1　医疗保健产品灭菌　化学指示物　第1部分：通则

YY/T 0698.3　最终灭菌医疗器械包装材料　第3部分：纸袋（YY/T 0698.4 所规定）、组合袋和卷材（YY/T 0698.5 所规定）生产用纸　要求和试验方法

YY/T 0698.6　最终灭菌医疗器械包装材料　第6部分：用于低温灭菌过程或辐射灭菌的无菌屏障系统生产用纸　要求和试验方法

YY/T 0698.7　最终灭菌医疗器械包装材料　第7部分：环氧乙烷或辐射灭菌无菌屏障系统生产用可密封涂胶纸　要求和试验方法

YY/T 0698.9　最终灭菌医疗器械包装材料　第9部分：可密封组合袋、卷材和盖材生产用无涂胶聚烯烃非织造布材料　要求和试验方法

YY/T 0698.10　最终灭菌医疗器械包装材料　第10部分：可密封组合袋、卷材和盖材生产用涂胶聚烯烃非织造布材料　要求和试验方法

ISO 11607-1　最终灭菌医疗器械的包装　第1部分：材料、无菌屏障系统和包装系统的要求

ASTM D 882:1995　塑料膜抗张性能试验方法

3　术语和定义

ISO 11607-1 确立的以及下列术语和定义适用于 YY/T 0698 的本部分。

3.1

医疗机构　haelthcare facility

医治病人和医疗器械最终灭菌的地点。

如：医院、牙科诊所、私人诊所。

4 要求

4.1 总则

ISO 11607-1 的要求适用。

注1：下列专用要求和试验方法可用于证实 ISO 11607-1 的一项或多项要求,但不是全部要求。

注2：成形、密封和装配过程的确认要求见 ISO 11607-2。

4.2 材料

4.2.1 透气材料

透气材料应符合 YY/T 0698 第 3 部分、第 6 部分、第 7 部分、第 9 部分或第 10 部分的要求。

4.2.2 塑料膜

4.2.2.1 塑料膜应由两层或多层复合而成。按附录 A 灭菌后试验时,塑料结合层(interplybond)应不发生分离或发白。

4.2.2.2 按附录 B 试验时,塑料膜应无针孔。

4.2.2.3 在发射光下(日光或良好的人工照明)用正常视力或矫正视力检验时,塑料膜应无外来物质和/或会对符合 4.5 的要求有影响的缺陷。

注：薄膜挤出时引起的轻微的连续的表面不规整不宜被认为是缺陷。

4.2.2.4 塑料膜应能在制造商规定的条件下与透气材料热合(见 4.7)。

4.2.2.5 按 ASTM D 882:1995(方法 A)试验时塑料膜的扯断因数应不小于 20 N 每 15 mm。

4.3 结构与设计

注：在符合 ISO 11607-1 规定的前提下,结构设计可按用户要求。

4.3.1 卷材结构应由一层透气材料与一层塑料复合膜沿其两个边平行密封到一起。

组合袋结构应是一层透气材料与一层塑料复合膜沿其三个边热合到一起。可包括一个闭合组合袋的区域。

4.3.2 密封的总宽度应不小于 6 mm。对于肋状密封,各肋的宽度之和应不小于 6 mm。

4.3.3 组合袋的一端到横向密封线最近边缘间的距离应足以使两面分开并剥离。

注：侧面密封线可以超出横向密封线至袋端,这不影响其剥离性。

4.3.4 组合袋的一个面宜是下列之一：

    a) 在组合袋的顶部或底部或在组合袋的两端提供一个深不超过 12 mm 的拇指切;拇指切的底端应至少离开密封线 1 mm。

    b) 有错边,一个面比另一个面至少长 1.0 mm。

对于靠自粘合区提供封口的组合袋,粘合区应位于透气材料一侧,并被一层释放材料所覆盖,应有保护措施,确保当组合袋被闭合后没有通过或绕过粘合区域的通道。该闭合系统应能对组合袋是否已被打开给出清晰的指示。

4.4 工艺(过程)指示物

如果纸袋上或管袋上印有一个或多个一类指示物,指示物的性能应符合 GB 18282.1 的要求,每个指示物面积应不小于 100 mm²。指示物应不影响密封程序。

4.5 性能要求和试验方法

4.5.1 按附录 C 规定方法试验时,灭菌过程前和后密封结合处的强度应不低于预期应用所需的要求。

注：灭菌前和灭菌后的密封强度的技术要求可能性能有所不同。

对适用于医疗机构蒸汽灭菌过程,密封强度的最小值应是 1.5 N 每 15 mm 宽度;对适用于医疗机构的其他灭菌过程,密封强度的最小值应是 1.2 N 每 15 mm 宽度。ISO 11607-1 中给出了医疗机构以外的应用要求。

报告尾部是有支持还是无支持。见第 C.4 章。

4.5.2 密封应连续并覆盖规定的宽度。剥开密封时,邻近密封线的多孔材料的表面应无破坏。

4.6 标志

4.6.1 组合袋和卷材的标志

4.6.1.1 除非供需双方另有协议,组合袋和卷材应清晰地标出以下信息:

a) "无菌屏障系统破损后禁止使用"或其他等效文字;

b) 批号[1];

c) 制造商或供应商的名称或商标;

d) 过程指示物(如果有);

e) 卷材确保最小纤维破坏的剥离方向;

f) 公称尺寸和/或识别代码。

4.6.1.2 产品上设计成与被包装项目接触的表面不应有任何印刷。

4.6.1.3 对于一般用途的卷材和/或组合袋,应至少留有整个表面积的 50% 无印刷。

4.6.1.4 卷材上的重复印刷间隔距离应不大于 155 mm。

4.6.2 运输包装标志

每件运输包装应永久性地清晰标有以下信息:

a) 内装物说明,包括组合袋或卷材的规格或/和规格代码;及本标准编号;

b) 数量;

c) 制造商或供应商的名称或商标;

d) 符合 GB/T 7408 的生产日期;

e) 批号[1];

f) 推荐的贮存条件。

5 制造商提供的信息

制造商应向买方提供推荐的密封条件的数据。

注:对于热封,这些参数包括温度范围、压力和时间。

---

1) 用于追溯产品生产史的编号。

附 录 A

（规范性附录）

耐预期灭菌过程测定方法

A.1 试样的制备

取 10 个供试品（组合袋或卷材长度），各装入一半未压紧的脱脂棉纱布（见 YY 0331）。

A.2 步骤

按制造商推荐用适宜的密封装置密封试验样品。

将试样放在灭菌器中，将运行循环调至包装材料的制造商规定的极限。应在灭菌器制造商规定的极限对灭菌器提供供应（蒸汽、空气、水等）。进行运行循环。取出试样并进行目力检验。

> 注：灭菌器标准见 YY 0503、YY 1007、EN 285、EN 1422 和 EN 14180。灭菌剂的通用要求和医疗器械一般灭菌过程的开发、确认和常规控制见 ISO 14937。

A.3 试验报告

报告塑料结合层分离或发白的数量。

附　录　B

（规范性附录）

塑料膜中的针孔测定方法

注：如经下列标准试验方法进行比对，证实具有同样的灵敏度，可使用其他试验方法。

B.1　仪器和试剂

B.1.1　配重海绵，尺寸为 110 mm×75 mm×32 mm 的纤维素海绵用阻水粘合剂粘接到一块 110 mm×75 mm×12 mm 的钢板上，总质量为 800 g±50 g。

B.1.2　盘，深不小于 15 mm，最小尺寸为 130 mm×95 mm。

B.1.3　吸水纸，白色，中速或中/快速滤纸或色谱纸。

B.1.4　平面玻璃。

B.1.5　染色溶液，1 g/100 mL 的苋菜红溶液，含 0.005％溴棕三甲铵（溴化十二（烷）基、十四（烷）基、十六（烷）基三甲铵的混合物）作为湿化剂。

B.2　试件的制备

取 5 个状态调节[1]后的组合袋或不小于 250 mm 的卷材长度，取下塑料层，标识其外表面。

B.3　步骤

在平面玻璃上放一张与试样相似规格的吸水纸，放上供试膜，内表面面向吸水纸。

注：对于折边组合袋或折边卷材，试验宜在含有折叠区的单层塑料膜上进行。

将染色液注入盘中，放入海绵 1 min，取出海绵，在盘边沥去多余的液体。

将海绵放在试样上，确保海绵的边缘离开试样边缘至少 15 mm，放置 2 min。取出海绵，检测吸水纸上是否因染色液穿透而被染色。对其他试样重复此步骤。

B.4　试验报告

报告吸水纸发生染色的样品数量。

---

1)　若无特殊规定，本标准中规定的状态调节是指试验前按 GB/T 10739 给出的方法进行。

附　录　C

（规范性附录）

组合袋和卷材密封连接处强度测定方法

C.1　单位

应以 N/15 mm 为单位报告结果。

注：国际单位制单位是 kN/m，但较常以 N/15 mm 为单位。

C.2　试件的制备

C.2.1　干态

从状态调节后的组合袋和卷材上与密封线成直角地至少切取 1 个试样，各试样宽 15 mm ± 0.1 mm，长度应足够长，以便于装入试验仪器。如果从一个密封线上只取一个试样，则应从密线的中部取样。

注：密封长度超过 500 mm 时，可能需增加试样。

C.2.2　干态，灭菌后的

使组合袋或卷材经受预期的灭菌循环，灭菌器的设计、结构和操作符合有关国际标准或我国标准。

按 C.2.1 制备试件。

C.3　步骤

用一个夹具夹持塑料膜的自由端，另一个夹具夹持透气材料的自由端，以 200 mm/min ± 10 mm/min 的速率将密封界面剥离，记录最大力。

C.4　试验报告

报告各试件密封强度（以牛顿每 15 mm 宽度表示）。

报告试验中试样尾部是否有支持[2]，数据记录纸和技术规范。

---

2)　在 ASTM F 88 描述了试样尾部"有支持"和"无支持"的情况。

参 考 文 献

GB/T 10739　纸、纸板和纸浆状态调节和试验的标准大气条件(GB/T 10739—2002,eqv ISO 187:1990)

GB/T 19633　最终灭菌医疗器械的包装(GB/T 19633—2005,ISO 11607:2003,IDT)

YY 0331　脱脂棉纱布和脱脂棉与粘胶混纺纱布性能要求及试验方法

YY 0503　环氧乙烷灭菌器

YY 1007　立式压力蒸汽灭菌器

ISO 11607-2　最终灭菌医疗器械包装　第2部分:成形、密封和装配过程的确认要求(ISO 11607-2:2006)

ISO 14937　医疗保健产品灭菌　灭菌剂特性及医疗器械灭菌过程的开发、确认和常规控制

EN 285　灭菌　蒸汽灭菌　大型灭菌器

EN 1422　医用灭菌器　环氧乙烷灭菌器　要求和试验方法

EN 14180　医用灭菌器　低温蒸汽和甲醛灭菌器　要求和试验方法

ASTM F 88-06　软性屏障材料的密封强度试验方法

ICS 11.080.040
C 31

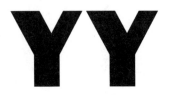

中华人民共和国医药行业标准

YY/T 0698.6—2009

最终灭菌医疗器械包装材料
第 6 部分：用于低温灭菌过程或辐射灭菌
的无菌屏障系统生产用纸
要求和试验方法

Packaging materials for terminal sterilized medical devices—
Part 6：Paper for manufacture of sterile barrier systems intended for
sterilization by low temperature sterilization processes or irradiation—
Requirements and test methods

2009-06-16 发布   2010-12-01 实施

国家食品药品监督管理局   发 布

前　言

YY/T 0698《最终灭菌医疗器械包装材料》，由以下几部分组成：

——第2部分：灭菌包裹材料　要求和试验方法；

——第3部分：纸袋（YY/T 0698.4所规定）、组合袋和卷材（YY/T 0698.5所规定）生产用纸　要求和试验方法；

——第4部分：纸袋　要求和试验方法；

——第5部分：透气材料与塑料膜组成的可密封组合袋和卷材　要求和试验方法；

——第6部分：用于低温灭菌过程或辐射灭菌的无菌屏障系统生产用纸　要求和试验方法；

——第7部分：环氧乙烷或辐射灭菌无菌屏障系统生产用可密封涂胶纸　要求和试验方法；

——第8部分：蒸汽灭菌器用重复性使用灭菌容器　要求和试验方法；

——第9部分：可密封组合袋、卷材和盖材生产用无涂胶聚烯烃非织造布材料　要求和试验方法；

——第10部分：可密封组合袋、卷材和盖材生产用涂胶聚烯烃非织造布材料　要求和试验方法。

本部分为YY/T 0698的第6部分。

其他最终灭菌医疗器械包装材料的要求和试验方法将在其他部分中规定。

YY/T 0698的本部分等同采用prEN 868-6：2007《最终灭菌医疗器械包装材料　第6部分：用于环氧乙烷灭菌或辐射灭菌的无菌屏障系统生产用纸　要求和试验方法》。

本部分的附录A和附录B是规范性附录。

本部分由全国医用输液器具标准化技术委员会提出。

本部分由国家食品药品监督管理局济南医疗器械质量监督检验中心归口。

本部分主要起草单位：山东省医疗器械产品质量检验中心、上海建中医疗器械包装有限公司。

本部分参加起草单位：上海康德莱企业发展集团有限公司。

本部分主要起草人：宋龙富、闫宁、张洪辉、吴平。

引　言

ISO 11607[1]标准总标题为"最终灭菌医疗器械的包装",包括两个部分。该标准的第 1 部分规定了预期在使用前保持最终灭菌医疗器械无菌的预成形无菌屏障系统、无菌屏障系统和包装系统的通用要求和试验方法。该标准的第 2 部分规定了成形、密封和装配过程的确认要求。

每个无菌屏障系统必须满足 ISO 11607-1 的要求。

YY/T 0698 标准可用于证实符合 ISO 11607-1 规定的一项或多项要求。

---

1) EN 868-1:1997 已被 ISO 11607-1:2006 所代替。我国与 ISO 11607 对应的标准是 GB/T 19633—2005(ISO
　11607:2003,IDT)。请注意 GB/T 19633 的修订情况。

最终灭菌医疗器械包装材料
第6部分:用于低温灭菌过程或辐射灭菌
的无菌屏障系统生产用纸
要求和试验方法

1 范围

YY/T 0698 的本部分提供了使最终灭菌医疗器械在使用前保持无菌的预成形无菌屏障系统和包装系统生产用纸的要求和试验方法。

本部分未对 ISO 11607-1 的通用要求增加要求,只是在 ISO 11607-1、相关国家标准的基础上对各要素提供指南。因此,4.2~4.3 中的专用要求可用以证实符合 ISO 11607-1 的一项或多项要求,但不是其全部要求。

注1:YY/T 0698 本部分规定的纸适用于环氧乙烷、辐射或低温蒸汽甲醛灭菌过程的无菌屏障系统的生产。

注2:YY/T 0698.3 规定的纸也可用于这些灭菌过程。

本部分所规定的纸预期部分或全部用于组合袋、成形-填装-密封(FFS)包装和包装的盖材。

2 规范性引用文件

下列文件中的条款通过 YY/T 0698 本部分的引用而成为本部分的条款。凡是注日期的引用文件,其随后所有的修改单(不包括勘误的内容)或修订版均不适用于本部分,然而,鼓励根据本部分达成协议的各方研究是否可使用这些文件的最新版本。凡是不注日期的引用文件,其最新版本适用于本部分。

GB/T 451.2 纸和纸板定量的测定(GB/T 451.2—2002,eqv ISO 536:1995)

GB/T 454 纸耐破度的测定(GB/T 454—2002,idt ISO 2758:2001)

GB/T 455 纸和纸板撕裂度的测定(GB/T 455—2002,eqv ISO 1974:1990)

GB/T 465.1 纸和纸板 浸水后耐破度的测定法(GB/T 465.1—2008,ISO 3689:1983,IDT)

GB/T 465.2 纸和纸板 浸水后抗张强度的测定法(GB/T 465.2—2008,ISO 3781:1983,IDT)

GB/T 1540 纸和纸板吸水性的测定 可勃法(GB/T 1540—2002,neq ISO 535:1991)

GB/T 1545 纸、纸板和纸浆水抽提液 pH 的测定(GB/T 1545—2008,ISO 6588:1981,MOD)

GB/T 2678.6 纸、纸板和纸浆水溶性硫酸盐的测定(电导滴定法)(GB/T 2678.6—1996,eqv ISO 9198:1989)

GB/T 458 纸和纸板 透气度的测定(GB/T 458—2008,ISO 5636-2:1984,ISO 5636-3:1992,ISO 5636-5:2003,MOD)

GB/T 7408 数据元和交换格式 信息交换 日期和时间表示法(GB/T 7408—2005,ISO 8601:2000,IDT)

GB/T 7974—2002 纸、纸板和纸浆亮度的测定 漫射/垂直法(neq ISO 2470:1999)

GB/T 12914 纸和纸板抗张强度的测定法(恒速拉伸法)(GB/T 12914—1991,eqv ISO 1924-2:1985)

ISO 6588-2:2005 纸、纸板和纸浆 水抽提液 pH 的测定 第2部分:热抽提

ISO 9197 纸、纸板和纸浆 水溶性氯化物的测定

ISO 11607-1 最终灭菌医疗器械的包装 第1部分:材料、无菌屏障系统和包装系统的要求

3 术语和定义

ISO 11607-1 确立的术语和定义适用于 YY/T 0698 的本部分。

4 要求

4.1 总则

ISO 11607-1 的要求适用。

注：下列专用要求和试验方法可用于证实 ISO 11607-1 的一项或多项要求，但不是全部要求。

4.2 性能要求和试验方法

注：当纸预期只用于生产辐射灭菌的包装时，不要求湿态强度性能和透气性。对于只用于辐射灭菌的材料，4.2.10、
4.2.11 和 4.2.14 不适用。

4.2.1 纸应不脱色。应对按 ISO 6588 所给的制备的热抽提液进行目力检验来证实其符合性。

4.2.2 按 GB/T 451.2 试验时，1 m^2 纸的平均质量应在制造商标称值的 ±5％ 范围内。

4.2.3 按 GB/T 1545.2 中热抽提法试验时，纸抽提液的 pH 值应不小于 5 且不大于 8。

4.2.4 按 ISO 9197 试验时，用 ISO 6588-2：2005，7.2 制备的热抽提液（不加 2 mL 氯化钾溶液）的氯化物含量（以氯化钠计）应不超过 0.05％（500 mg/kg）。

4.2.5 按 GB/T 2678.6 试验时，用 ISO 6588-2：2005，7.2 制备的热抽提液（不加 2 mL 氯化钾溶液）的硫酸盐（以硫酸钠计）含量应不超过 0.25％（2 500 mg/kg）。

4.2.6 按 GB/T 7974—2002 测定时，纸的荧光亮度（白度，F）应不大于 1％。UV 照射源在距离 25 cm 处照射，每 0.01 m^2 上轴长大于 1 mm 的荧光斑点的数量应不超过 5 处。

4.2.7 按 GB/T 455 试验时，纸的撕裂度沿机器方向和横向应不小于 300 mN。

4.2.8 按 GB/T 458 规定的本特生法试验时，纸的透气度应不小于 0.2 $\mu m/(Pa \cdot s)$。

4.2.9 按 GB/T 454 试验时，纸的耐破度应不小于 200 kPa。

4.2.10 按 GB/T 465.1 用 10 min 浸泡时间试验时，纸的湿态耐破度应不小于 35 kPa。

4.2.11 按附录 A 试验时，纸的疏水性应是穿透时间不小于 20 s。

4.2.12 按附录 B 试验时，10 个试件的平均孔径应不超过 20 μm，且最大值应不大于 30 μm。

4.2.13 按 GB/T 12914 试验时，纸的抗张强度沿机器方向应不小于 4.0 kN/m，横向应不小于 2.0 kN/m。

4.2.14 按 GB/T 465.2 试验时，纸的湿态抗张强度沿机器方向应不小于 0.80 kN/m，横向应不小于 0.40 kN/m。

4.2.15 按 GB/T 1540 使用 60 s 的测试时间（可勃法）试验时，纸张各面的吸水性能（可勃值）应不大于 20 g/m^2。

4.3 运输包装标志

运输包装上应清晰易认且永久地标有以下信息：

a) 产品目录编号；

b) 数量；

c) 制造商（或供应商）名称或商标；

d) 符合 GB/T 7408 的生产日期；

e) 批号[1)]；

f) 标称片材规格（以毫米表示）或卷材宽度（以毫米表示）和长度（以米表示）；

g) 推荐的贮存条件；

---

1) 用于追溯产品生产史的编号。

h) 每平方米公称重量,克。

5 制造商提供的信息

国家法规对制造商提供信息的要求可能适用。

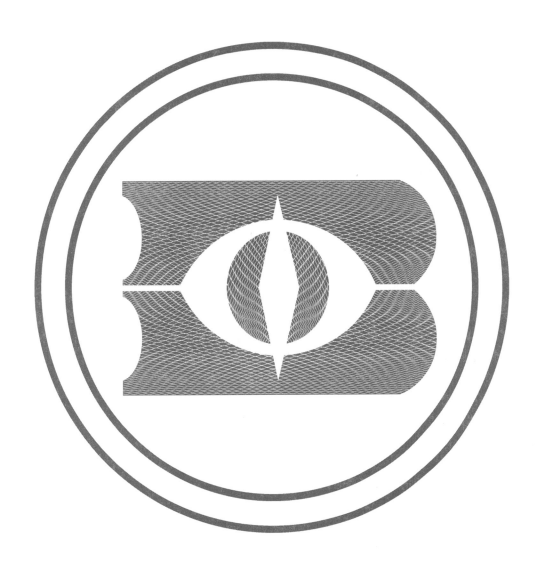

附　录　A

（规范性附录）

疏水性测定方法

A.1　仪器

A.1.1　紫外光源(UV-A,315 nm～390 nm)和紫外辐照计。

A.1.2　平盘,约 200 mm×150 mm×15 mm。

A.1.3　干燥器。

A.1.4　秒表。

A.1.5　撒粉器,一端有一个公称孔径为 0.125 μm～0.150 μm 的筛子另一端闭合。

A.2　试剂

按以下步骤制备的干燥指示粉。

碾碎 20 g 蔗糖,通过公称孔径为 0.063 mm～0.075 mm 的筛子。将过筛蔗糖置于干燥器中硅胶上方或在 105 ℃～110 ℃的烘箱内干燥。将 10 g 干燥蔗糖与 10 mg 荧光素钠混合,使混合粉通过公称孔径为 0.063 mm～0.075 mm 的筛子 5 次。最后将干态指示粉转移到撒粉器中。

撒粉器中的干态指示粉应贮存在干燥器中或贮存在 105 ℃～110 ℃的烘箱内。

A.3　步骤

取 10 张状态调节[1]后的纸试件,各为 60 mm×60 mm,将它们分为两组,各 5 个试样。一组包装面向上,另一组则外面向上。对每个试样沿两边折成 10 mm 高的直角。在状态调节温度下,将纯化水倒入平盘内,使水深为 10 mm。打开紫外灯,使其达到最大亮度,调节灯的距离,使在盘中水面的照度为 300 μW/cm² ±20 μW/cm²。在一个试件上撒一层薄的干态指示粉。将试件漂放在紫外灯下的水面上,记录出现荧光的时间。对其他 9 个试件重复此步骤。

纸的疏水性受水的温度的影响很大,应将水温保持在 23 ℃±1 ℃。

A.4　试验报告

以秒为单位报告纸的各面的平均穿透时间。

---

[1]　若无特殊规定,本标准中规定的状态调节是指试验前按 GB/T 10739 给出的方法进行。

附 录 B

（规范性附录）

孔径测定方法

B.1 原理

使空气强行通过被一种液体湿化的材料的孔隙,观察所需的压力,用该压力与已知的液体表面张力估计材料中孔隙的大小。

B.2 试验液体

所用的试验液宜能使纸被完全湿化,对阻水材料具有低的溶剂溶解力,不使纤维膨胀,并有恒定的表面张力,无毒性、低燃点、无泡沫,价格适宜。

注：乙醇溶液被认为适宜。

B.3 仪器

B.3.1 试验仪器如图 B.1 所示。主要组成有：

a) 试验头(1)：一个适宜材料(如黄铜)制造的筒状容器,试样"a"置于其上方可用环形夹具"b"和螺栓"c"夹紧。用内径为 50 mm 的合成橡胶垫圈"d"使试样形成密封；

b) 压力测量装置；

c) 空气流向试验头的开关；

d) 提升"1"中压力用的流量调节阀；

e) 空气流向压力测量装置中的开关；

f) 容量约为 2.5 L 的储气瓶,与"1"连接。用以保证保持压升所必需的空气流速以克服通过材料的气流损失；

g) 气源。

B.3.2 用图 B.1 所示的仪器按以下进行试验：

接通气源。打开开关"3",使空气通过储气瓶"6"到达试验头,调节阀"4"给出压力提升所需的流量,试验期间使开关"5"保持打开。当试验材料中出现第一个气泡时,关闭"5"从而从压力测量装置"2"上读取所达到的压力。

B.3.3 等效孔径的测量仪器具有以下特性：

a) 以下列方式对材料试样提供夹持：

1) 使其水平；

2) 材料下表面 50 mm 直径面积内的圆形区内承受稳定提升的气压；

3) 试验期间试验液无泄漏；

4) 试验期间夹具中的样品不滑动。

注：该夹具宜带有能阻止试验液泄漏的弹性材料。用适宜的合成橡胶可得到适宜的接触状态。

b) 气压的增加速率应是 2 kPa/min～2.5 kPa/min(200 mmH$_2$O/min～250 mmH$_2$O/min)[2]。

c) 与试验头连接的压力测量装置应以千帕(或毫米水柱)读数。

---

2) 1 mm 水柱=9.806 55 Pa。

d) 压力测量装置应有适宜的测量范围。

注：对多数材料而言，量程为 6 kPa 的压力(600 mm 水柱)的压力测量装置为适宜。而对气密材料,如防水材料、洁净服和手术衣和手术单的测量建议用量程为 10 kPa 的压力测量装置。

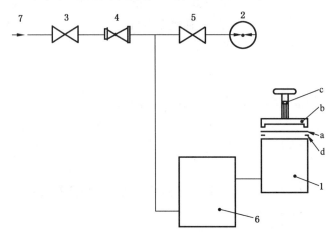

1——试验头；

2——压力测量装置；

3,5——开关；

4——可调节阀；

6——储气瓶；

7——气源；

a——试样；

b——夹环；

c——螺栓；

d——橡胶垫圈。

图 B.1　测定孔径的仪器示例

B.4　试样的制备

应尽量少处置材料,除了对样品进行状态调节,不能再有像折叠、熨烫或其他处理。从材料上不同的位置切取样品,以使其尽可能地有代表性。样品切成方便于处置、夹持的形状。

注：对于多数型式的仪器,样品切成 75 mm×75 mm 的方形较为方便。

除非另有规定,从供试材料上切取 10 个供试样品。

B.5　步骤

B.5.1　在 GB/T 10739 规定的试验条件下进行试验。

B.5.2　用任何方便的方法测定试验液的表面张力,精确到 0.5 mN/m。

注：在标准大气压下,乙醇溶液的表面张力一般在 22 mN/m～24 mN/m,温度修正系数为：−0.005 mN/(m·K)。
Wilhelmy 法、滴重计法、单毛细管法和双毛细管法都可满足表面张力的测量。

B.5.3　将状态调节后的试样在试验液下面约 15 mm(深)浸泡,至少 3 min 后用镊子取出试样,并夹于试验头中,注几毫升试验液至材料表面上;使所注的试液的量,宜是在试验期间因下面所施压力而明显鼓起后,恰好能覆盖试验材料。记录该阶段试验液的温度。

注：如果样品在注入试验液覆盖整个表面之前就能因下面的气压增加而发生鼓起,这样的材料会更易于试验的进行。

B.5.4 随着气压的增加,表面上不同的位置出现气泡,在压力增加的同时,持续观察样品并记录上表面出现第一个气泡时的压力,精确到毫米。

B.5.5 对其他试样进行试验,直至得到所有结果。

B.6 结果

B.6.1 结果计算与表示

对每个试样按下式计算等效孔半径 r,以微米为单位。

$$r = 2T \cdot 10^6 / \rho \cdot P \cdot g \qquad \cdots\cdots (B.1)$$

或简化成

$$r = 204 \cdot T/P \qquad \cdots\cdots (B.2)$$

式中:

T——试验温度下的表面张力,单位为毫牛每米(mN/m);

g——重力加速度,单位为毫米每二次方秒(mm/s²);

ρ——试验温度下水的密度,单位为毫克每立方毫米(mg/mm³);

P——气泡压,单位为毫米水柱(mmH₂O)。

计算平均孔半径并用孔的直径表示结果。

注1:水在标准大气温度下的相对密度取 1 mg/mm³ 对试验所引入的误差与试验结果的变异性相比很小。

注2:同样,尽管已知不同地域的 g 的差异在 0.5%,将其假定为恒定值 9 810 mm/s²,所引入的误差与试验结果的变异性相对很小。

B.6.2 等效孔半径计算公式的推导

对于圆柱形管路,使液体通过它所需的压力由下式给出:

$$P = \frac{2T\cos Q}{r} \qquad \cdots\cdots (B.3)$$

式中:

T——液体的表面张力,单位为牛每米(N/m);

Q——液体与固体接触界面的接触角,单位为度(°);

r——管腔的半径,单位为米(m)。

这即是拉普拉斯公式[3]。

接触角非常难以测量,因此用一种液体使材料完全湿化,使 $\cos Q=1$,这样公式就成为:

$$P = \frac{2T}{r} \qquad \cdots\cdots (B.4)$$

该式与 B.6.1 给出的简化式相同。

该压力通常以毫米水柱为单位测量,因而使用水压差计或使用毫米水柱校正过的压力测量装置。因此,

$$P = P_b \cdot \rho \cdot g \qquad \cdots\cdots (B.5)$$

式中:

P_b——水柱高度,单位为毫米水柱(mmH₂O);

ρ——水的密度,单位为毫克每立方毫米(mg/mm³);

g——重力加速度,单位为毫米每二次方秒(mm/s²)。

---

3) 见 ADAMSON,A. W.《表面物理化学》,New York,J. Wiley,1976。

B.7 试验报告

试验报告应包括以下部分：

a) 各试样的等效孔径和平均孔径,以微米表示；

b) 供试样品的描述；

c) 与规定步骤的任何偏离。

参 考 文 献

GB/T 10739 纸、纸板和纸浆状态调节和试验的标准大气条件(GB/T 10739—2002,eqv ISO 187：1990)

————————

ICS 11.080.040
C 31

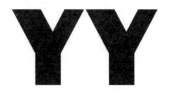

中华人民共和国医药行业标准

YY/T 0698.7—2009

最终灭菌医疗器械包装材料
第 7 部分：环氧乙烷或辐射灭菌
无菌屏障系统生产用可密封涂胶纸
要求和试验方法

Packaging materials for terminal sterilized medical devices—
Part 7：Adhesive coated paper for the manufacture of sealable packs
for medical use for sterilization by ethylene oxide or irradiation—
Requirements and test methods

2009-06-16 发布

2010-12-01 实施

国家食品药品监督管理局   发 布

前　言

……械包装材料》,由以下几部分组成:

……　要求和试验方法;

……0698.4 所规定)、组合袋和卷材(YY/T 0698.5 所规定)生产用纸　要

……和试验方法;

……料膜组成的可密封组合袋和卷材　要求和试验方法;

……菌过程或辐射灭菌的无菌屏障系统生产用纸　要求和试验方法;

……辐射灭菌无菌屏障系统生产用可密封涂胶纸　要求和试验方法;

……用重复性使用灭菌容器　要求和试验方法;

……袋、卷材和盖材生产用无涂胶聚烯烃非织造布材料　要求和试验方法;

……袋、卷材和盖材生产用涂胶聚烯烃非织造布材料　要求和试验方法。

……7 部分。

……材料的要求和试验方法将在其他部分中规定。

……和试验方法 YY/T 0698 将在其他部分中规定。

……采用 prEN 868-7:2007《最终灭菌医疗器械包装材料　第 7 部分:用于环

……障系统生产用可密封涂胶纸　要求和试验方法》。

……录 C、附录 D 和附录 E 都是规范性附录。

……标准化技术委员会提出。

……管理局济南医疗器械质量监督检验中心归口。

……省医疗器械产品质量检验中心、上海康德莱企业发展集团有限公司。

……建中医疗器械包装有限公司。

……龙富、李军生、张洪辉。

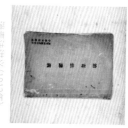
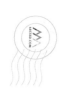

引　言

ISO 11607[1]标准总标题为"最终灭菌医疗器械的包装",包括两个部分。该标准的第 1 部分规定了预期在使用前保持最终灭菌医疗器械无菌的预成形无菌屏障系统、无菌屏障系统和包装系统的通用要求和试验方法。该标准的第 2 部分规定了成形、密封和装配过程的确认要求。

每个无菌屏障系统必须满足 ISO 11607-1 的要求。

YY/T 0698 标准可用于证实符合 ISO 11607-1 规定的一项或多项要求。

---

1)　EN 868-1:1997 已被 ISO 11607-1:2006 所代替。我国与 ISO 11607 对应的标准是 GB/T 19633—2005 (ISO 11607:2003,IDT)。请注意 GB/T 19633 的修订情况。

最终灭菌医疗器械包装材料
第7部分:环氧乙烷或辐射灭菌
无菌屏障系统生产用可密封涂胶纸
要求和试验方法

1 范围

YY/T 0698 的本部分提供了用符合 YY/T 0698.6 的纸生产的可密封涂胶纸的要求和试验方法。该包装材料用作对最终采用环氧乙烷或辐射灭菌的医疗器械包装。

本部分未对 ISO 11607-1 的通用要求增加要求,只是在 ISO 11607-1、相关国家标准的基础上对各要素提供指南。因此,4.2～4.3 中的专用要求可用以证实符合 ISO 11607-1 的一项或多项要求,但不是其全部要求。

2 规范性引用文件

下列文件中的条款通过 YY/T 0698 的本部分的引用而成为本部分的条款。凡是注日期的引用文件,其随后所有的修改单(不包括勘误的内容)或修订版均不适用于本部分,然而,鼓励根据本部分达成协议的各方研究是否可使用这些文件的最新版本。凡是不注日期的引用文件,其最新版本适用于本部分。

GB/T 451.2 纸和纸板定量的测定 GB/T 451.2—2002,eqv ISO 536:1995

GB/T 454 纸耐破度的测定(GB/T 454—2002,idt ISO 2758:2001)

GB/T 455 纸和纸板撕裂度的测定(GB/T 455—2002,eqv ISO 1974:1990)

GB/T 458 纸和纸板 透气度的测定(GB/T 458—2008,ISO 5636-2:1984,ISO 5636-3:1992,ISO 5636-5:2003,MOD)

GB/T 465.1 纸和纸板 浸水后耐破度的测定法(GB/T 465.1—2008,ISO 3689:1983,IDT)

GB/T 465.2 纸和纸板 浸水后抗张强度的测定法(GB/T 465.2—2008,ISO 3781:1983,IDT)

GB/T 1540 纸和纸板吸水性的测定 可勃法(GB/T 1540—2002,neq ISO 535:1991)

GB/T 1545.2 纸、纸板和纸浆水抽提液 pH 的测定(GB/T 1545.2—2003,mod ISO 6588:1981)

GB/T 2678.6 纸、纸板和纸浆水溶性硫酸盐的测定(电导滴定法)(GB/T 2678.6—1996,eqv ISO 9198:1989)

GB/T 7408 数据元和交换格式 信息交换 日期和时间表示法(GB/T 7408—2005 ISO 8601:2001,IDT)

GB/T 7974—2002 纸、纸板和纸浆亮度(白度)的测定 漫射/垂直法(neq ISO 2470:1999)

GB/T 12914 纸和纸板 抗张强度的测定(GB/T 12914—2008,ISO 1924-2:1994,MOD)

ISO 6588-2:2005 纸、纸板和纸浆 水抽提液 pH 的测定 第2部分:热抽提

ISO 9197 纸、纸板和纸浆 水溶性氯化物的测定

ISO 11607-1 最终灭菌医疗器械的包装 第1部分:材料、无菌屏障系统和包装系统的要求

3 术语和定义

ISO 11607-1 确立的术语和定义适用于 YY/T 0698 的本部分。

4 要求

4.1 总则

ISO 11607-1 的要求适用。

注:下列专用要求和试验方法可用于证实 ISO 11607-1 的一项或多项要求,但不是全部要求。

4.2 材料

在灭菌前、灭菌中或灭菌后,胶层不应对所包装的产品有不良反应、形成污染或向其迁移。

4.3 性能要求和试验方法

注:当纸预期只用于生产辐射灭菌的包装时,不要求湿态强度性能和透气性。对于只用于辐射灭菌的材料,4.3.10 和 4.3.15 不适用。

4.3.1 纸应不脱色。应对按 ISO 6588-2 所给方法制备的热抽提液进行目力检验来证实其符合性。

4.3.2 按 GB/T 451.2 试验时,纸 1 m² 的平均质量应在制造商标称值的 ±7.5% 范围内。

4.3.3 按 GB/T 1545.2 中热抽提法试验时,纸抽提液的 pH 值应不小于 5 且不大于 8。

4.3.4 按 ISO 9197 试验时,用 ISO 6588-2:2005,7.2 制备的热抽提液(不加 2 mL 氯化钾溶液)的氯化物含量(以氯化钠计)应不超过 0.05%(500 mg/kg)。

4.3.5 按 GB/T 2678.6 试验时,用 ISO 6588-2:2005,7.2 制备的热抽提液(加 2 mL 氯化钾溶液除外)的硫酸盐(以硫酸钠计)含量应不超过 0.25%(2 500 mg/kg)。

4.3.6 按 GB/T 7974—2002 测定时,纸的荧光亮度(白度,F)应不大于 1%。UV 照射源在距离 25 cm 处照射,每 0.01 m² 上轴长大于 1 mm 的荧光斑点的数量应不超过 5 处。

4.3.7 按 GB/T 455 试验时,纸的撕裂度沿机器方向和横向应不小于 300 mN。

4.3.8 按 GB/T 458 规定的本特生法试验时,状态调节后纸的透气度应不小于 0.2 μm/(Pa·s)且不大于 6.0 μm/(Pa·s)。

4.3.9 按 GB/T 454 试验时,纸的耐破度应不小于 200 kPa。

4.3.10 按 GB/T 465.1 用 10 min 浸泡时间试验时,纸的湿态耐破度应不小于 35 kPa。

4.3.11 按附录 A 试验时,纸的疏水性应是穿透时间不小于 20 s。

4.3.12 按附录 B 试验时,10 个涂胶试件的平均孔径应不超过 20 μm,且无大于 30 μm 的值。

4.3.13 按附录 C 试验和检验时,涂胶层应连续并有规律,涂层图案中没有会造成密封区内的缺口或通道的无涂胶区或不连续。

4.3.14 按 GB/T 12914 试验时,纸的抗张强度沿机器方向应不小于 4.0 kN/m,横向应不小于 2.0 kN/m。

4.3.15 按 GB/T 465.2 试验时,纸的湿态抗张强度沿机器方向应不小于 0.80 kN/m,横向应不小于 0.40 kN/m。

4.3.16 按 GB/T 1540 使用 60 s 的测试时间(可勃法)试验时,纸张各面的吸水性能应能(可勃值)不大于 20 g/m²。

4.3.17 按附录 D 试验时,单位面积的胶层质量应在制造商标称值的 ±2 g/m²。

4.3.18 按附录 E 试验时,涂胶纸的密封强度应大于 0.08 kN/m(1.20 N/15 mm),但不能引起纤维撕裂。报告尾部是否有支持。见第 E.5 章。

4.4 运输包装标志

运输包装上应清晰易认而永久地标有以下信息:

a) 产品目录编号;

b) 数量;

c) 制造商(或供应商)名称或商标;

d) 符合 GB/T 7408 的生产日期;

e) 批号[1];

f) 标称片材规格(以毫米表示)和卷材宽度(以毫米表示)和长度(以米表示);

g) 推荐的贮存条件。

---

[1] 用于追溯产品生产史的编号。

h)　每平方米公称重量,克。

5　制造商提供的信息

制造商应向买方提供关键密封和/或闭合参数。

注 1：对于热封,这些参数包括温度范围、压力和时间。

注 2：国家法规对制造商提供信息的要求可能适用。

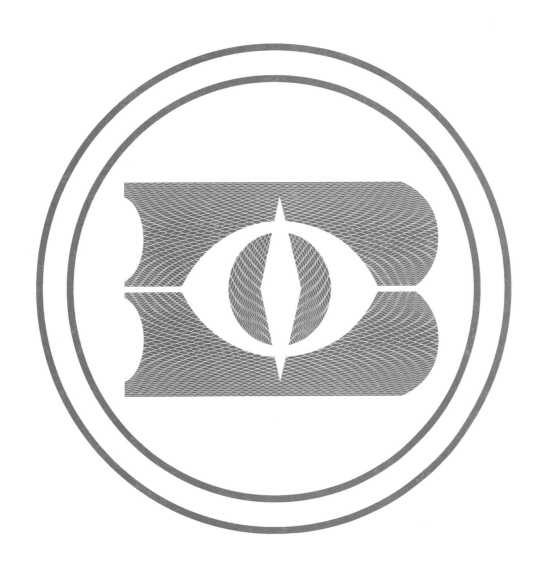

附　录　A
（规范性附录）
疏水性测定方法

A.1　仪器

A.1.1　紫外光源（UV-A,315 nm～390 nm）和紫外辐照计。

A.1.2　平盘,约 200 mm×150 mm×15 mm。

A.1.3　干燥器。

A.1.4　秒表。

A.1.5　撒粉器,一端有一个公称孔径为 0.125 μm～0.150 μm 的筛子另一端闭合。

A.2　试剂

按以下步骤制备的干态指示粉。

碾碎 20 g 蔗糖,通过公称孔径为 0.063 mm～0.075 mm 的筛子。将过筛蔗糖置于干燥器中硅胶上方或在 105 ℃～110 ℃ 的烘箱内干燥。将 10 g 干燥蔗糖与 10 mg 荧光素钠混合,使混合粉通过公称孔径为 0.063 mm～0.075 mm 的筛子 5 次。最后将干态指示粉转移到撒粉器中。

撒粉器中的干态指示粉应贮存在干燥器中或贮存在 105 ℃～110 ℃ 的烘箱内。

A.3　步骤

取 10 张状态调节[1]后的纸试件,各为 60 mm×60 mm,将它们分为两组,各 5 个试样。一组包装面向上,另一组则外面向上。对每个试样沿两边折成 10 mm 高的直角。在状态调节温度下,将纯化水倒入平盘内,使水深为 10 mm。打开紫外灯,使其达到最大亮度,调节灯的距离,使在盘中水面的照度为 300 μW/cm² ±20 μW/cm²。在一个试件上撒一层薄的干态指示粉。将试件漂放在紫外灯下的水面上,记录出现荧光的时间。对其他 9 个试件重复此步骤。

纸的疏水性受水的温度的影响很大,应将水温保持在 23 ℃±1 ℃。

A.4　试验报告

以秒为单位报告纸的各面的平均穿透时间。

---

[1]　若无特殊规定,本标准中规定的状态调节是指试验前按 GB/T 10739 给出的方法进行。

附 录 B
（规范性附录）
孔径测量方法

B.1 原理

使空气强行通过被一种液体湿化的材料的孔隙,观察所需的压力,用该压力与已知的液体表面张力估计材料中孔隙的大小。

B.2 试验液体

所用的试验液宜能使纸被完全湿化,对阻水材料具有低的溶剂溶解力,不使纤维膨胀,并有恒定的表面张力,无毒性、低燃点、无泡沫,价格适宜。

注：乙醇溶液被认为适宜。

B.3 仪器

B.3.1 试验仪器如图 B.1 所示。主要组成有:

a) 试验头(1):一个适宜材料(如黄铜)制造的筒状容器,试样"a"置于其上方可用环形夹具"b"和螺栓"c"夹紧。用内径为 50 mm 的合成橡胶垫圈"d"使试样形成密封;

b) 压力测量装置;

c) 空气流向试验头的开关;

d) 提升"1"中压力用的流量调节阀;

e) 空气流向压力测量装置中的开关;

f) 容量约为 2.5 L 的储气瓶,与"1"连接。用以保证保持压升所必需的空气流速以克服通过材料的气流损失;

g) 气源。

B.3.2 用图 B.1 所示的仪器按以下进行试验:

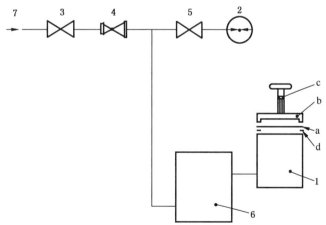

1——试验头;	7——气源;
2——压力测量装置;	a——试样;
3,5——开关;	b——夹环;
4——可调节阀;	c——螺栓;
6——储气瓶;	d——橡胶垫圈。

图 B.1 测定孔径的仪器示例

接通气源。打开开关"3",使空气通过储气瓶"6"到达试验头,调节阀"4"给出压力提升所需的流量,试验期间使开关"5"保持打开。当试验材料中出现第一个气泡时,关闭"5"从而从压力测量装置"2"上读取所达到的压力。

B.3.3 等效孔径的测量仪器具有以下特性:

    a) 以下列方式对材料试样提供夹持:

        1) 使其水平;

        2) 材料下表面 50 mm 直径面积内的圆形区内承受稳定提升的气压;

        3) 试验期间试验液无泄漏;

        4) 试验期间夹具中的样品不滑动。

    注:该夹具宜带有能阻止试验液泄漏的弹性材料。用适宜的合成橡胶可得到适宜的接触状态。

    b) 气压的增加速率应是 2 kPa/min～2.5 kPa/min(200 mmH$_2$O/min～250 mmH$_2$O/min)[2)]。

    c) 与试验头连接的压力测量装置应以千帕(或毫米水柱)读数。

    d) 压力测量装置应有适宜的测量范围。

    注:对多数材料而言,量程为 6 kPa 的压力(600 mm 水柱)的压力测量装置为适宜。而对气密材料,如防水材料、洁净服和手术衣和手术单的测量建议用量程为 10 kPa 的压力测量装置。

B.4 试样的制备

应尽量少处置材料,除了对样品进行状态调节,不能再有像折叠、熨烫或其他处理。从材料上不同的位置切取样品,以使其尽可能地有代表性。样品切成方便于处置、夹持的形状。

    注:对于多数型式的仪器,样品切成 75 mm×75 mm 的方形较为方便。

除非另有规定,从供试材料上切取 10 个供试样品。

B.5 步骤

B.5.1 在 GB/T 10739 规定的试验条件下进行试验。

B.5.2 用任何方便的方法测定试验液的表面张力,精确到 0.5 mN/m。

    注:在标准大气压下,乙醇溶液的表面张力一般在 22 mN/m～24 mN/m,温度修正系数为:－0.005 mN/(m·K)。Wilhelmy 法、滴重计法、单毛细管法和双毛细管法都可满足表面张力的测量。

B.5.3 将状态调节后的试样在试验液下面约 15 mm(深)浸泡,至少 3 min 后用镊子取出试样,并夹于试验头中,注几毫升试验液至材料表面上;使所注的试液的量,宜是在试验期间因下面所施压力而明显鼓起后,恰好能覆盖试验材料。记录该阶段试验液的温度。

    注:如果样品在注入试验液覆盖整个表面之前就能因下面的气压增加而发生鼓起,这样的材料会更易于试验的进行。

B.5.4 随着气压的增加,表面上不同的位置出现气泡,在压力增加的同时,持续观察样品并记录上表面出现第一个气泡时的压力,精确到毫米。

B.5.5 对其他试样进行试验,直至得到所有结果。

B.6 结果

B.6.1 结果计算与表示

对每个试样按下式计算等效孔半径 r,以微米为单位。

$$r = 2T \cdot 10^6 / \rho \cdot P \cdot g \qquad \cdots\cdots\cdots\cdots\cdots\cdots\cdots\cdots (\text{B.1})$$

或简化成

$$r = 204 \cdot T/P \qquad \cdots\cdots\cdots\cdots\cdots\cdots\cdots\cdots (\text{B.2})$$

---

  2) 1 mm 水柱＝9.806 55 Pa。

式中：

T——试验温度下的表面张力,单位为毫牛每米(mN/m);

g——重力加速度,单位为毫米每二次方秒(mm/s²);

ρ——试验温度下水的密度,单位为毫克每立方毫米(mg/mm³);

P——气泡压,单位为毫米水柱(mmH₂O)。

计算平均孔半径并用孔的直径表示结果。

注1：水在标准大气温度下的相对密度取 1 mg/mm³ 对试验所引入的误差与试验结果的变异性相比很小。

注2：同样,尽管已知不同地域的 g 的差异在0.5%,将其假定为恒定值 9 810 mm/s²,所引入的误差与试验结果的变异性相对很小。

B.6.2 等效孔半径计算公式的推导

对于圆柱形管路,使液体通过它所需的压力由下式给出：

$$P = \frac{2T \cos Q}{r} \quad\quad\quad\quad\quad\quad\text{(B.3)}$$

式中：

T——液体的表面张力,单位为牛每米(N/m);

Q——液体与固体接触界面的接触角,单位为度(°);

r——管腔的半径,单位为米(m)。

这即是拉普拉斯公式[3]。

接触角非常难以测量,因此用一种液体使材料完全湿化,使 $\cos Q = 1$,这样公式就成为：

$$P = \frac{2T}{r} \quad\quad\quad\quad\quad\quad\text{(B.4)}$$

该式与 B.6.1 给出的简化式相同。

该压力通常以毫米水柱为单位测量,因而使用水压差计或使用毫米水柱校正过的压力测量装置。因此,

$$P = P_b \cdot \rho \cdot g \quad\quad\quad\quad\quad\quad\text{(B.5)}$$

式中：

P_b——水柱高度,单位为毫米水柱(mmH₂O);

ρ——水的密度,单位为毫克每立方毫米(mg/mm³);

g——重力加速度,单位为毫米每二次方秒(mm/s²)。

B.7 试验报告

试验报告应包括以下部分：

a) 各试样的等效孔径和平均孔径,以微米表示;

b) 供试样品的描述;

c) 与规定步骤的任何偏离。

---

3) 见 ADAMSON,A. W.《表面物理化学》,New York,J. Wiley,1976。

附 录 C
（规范性附录）
纸上涂胶层规则性测定方法

C.1 方法原理

将染色溶液施加到涂胶层上，擦去过多的染色液，目力检验着色表面，确定其涂层的规则性。

C.2 仪器

——棉花纱布片；

——棉布；

——染色溶液，将 5 g 孔雀绿溶解于 1 000 mL 甲基化酒精⁴⁾和水的混合液（体积分数为 10％）中。

C.3 步骤

纱布片沾染色液在涂胶表面上擦涂，用清洁的棉布快速擦去过多的染色液，纸上未涂上胶的部分将被染上颜色，这样能以目力检验涂胶层的规则性。

---

4) 甲基化酒精是含 5％（体积分数）甲醇的乙醇溶液。

附　录　D

（规范性附录）

无涂胶纸和涂胶层的单位面积质量测定方法

D.1　单位

应以克每平方米为单位报告所有结果。

D.2　方法原理

切出已知面积的样品，并称量。用一种溶液浸泡去除涂胶层，对纸进行干燥和状态调节后再称量。处理前后样品的质量之差并乘以一个相应的因子来求得除去涂胶层后的质量。

D.3　仪器

D.3.1　淬硬的金属模板

推荐尺寸：100 mm×100 mm——因子 100

100 mm×50 mm——因子 200

D.3.2　切垫板

D.3.3　刃口锋利切刀或组合的环形切割器。

D.3.4　连续的提取仪器，如含有一个约 100 mL 容量的提取管和一个 250 mL 容积的回流瓶组成的索氏提取器。

D.3.5　电热恒温烧瓶加热器，在通风橱内。

D.3.6　装有排风和通风系统的通风橱。

D.3.7　分析天平，精度为 0.1 mg。

D.3.8　溶剂。

D.3.9　手套，安全玻璃，夹持器。

D.4　步骤

D.4.1　对试验试样进行状态调节。

D.4.2　将供试材料放在切垫板上。

D.4.3　将模板放在材料上，固定好位置，用切刀沿其边缘切下，也可用环形切割器冲裁。

D.4.4　沿纵向和横向均匀切割 10 个试样，取样方式能覆盖整个纸张。

D.4.5　用铅笔对各试样进行编号。

D.4.6　用分析天平分别称量各试样，记录各试样的质量。

D.4.7　烧瓶中加入 150 mL 溶剂，恒温加热，使提取管中的溶剂每 5 min 回流一次，提取样品 1 h。

D.4.8　用夹持器取出样品。

D.4.9　用热空气流使溶剂干燥挥发。

D.4.10　使样品在 23 ℃±2 ℃和 50%±2%的相对湿度下再次进行状态调节 24 h。

D.4.11　按 D.4.5 的标识并按 D.4.6 再次称量。

D.5　结果

用式(D.1)计算每平方米涂胶层的质量：

$$w = (m_1 - m_2) \times f_t \qquad\qquad\qquad\cdots\cdots\cdots\cdots\cdots\cdots\cdots (D.1)$$

式中：

f_t——模板因子；

m_1——样品的初始质量，单位为克（g）；

m_2——样品的提取并状态调节后的质量，单位为克（g）；

w——被去除涂胶层的质量，单位为克每平方米（g/m²）。

$m_1 \times f_t$ 为每平方米的涂胶纸的质量；

$m_2 \times f_t$ 为每平方米的无涂胶纸的质量。

应测定并记录无涂胶纸和涂胶层的最大、最小和平均质量。

附　录　E

（规范性附录）

涂胶层密封强度的测定方法

E.1　单位

应以 N/15 mm 为单位报告结果。

注：国际单位制是 kN/m，但 N/15 mm 较为常用。

E.2　方法原理

在受控条件下，将涂胶层封于恒定的基质上。通过切出一个与密封线呈 90° 的条，在符合 GB/T 12914 的拉伸试验机上，拉伸使之分离，以测定其密封强度。

E.3　仪器

E.3.1　符合 GB/T 12914 的仪器。

E.3.2　材料，如表面复合聚乙烯的挤出聚酯膜。

注：建议用 17 g/m² 的聚酯复合 34 g/m² 聚乙烯或类似材料的膜。每单位面积质量的精确性对试验影响不大。

E.3.3　试验标准热封机，只有一个加热头。

E.3.4　能切制 15 mm 宽试条的双刃裁刀。

E.3.5　切垫板，如果使用裁刀。

E.4　步骤

E.4.1　将热封机设定到制造商规定的条件下（见第 5 章）。

E.4.2　达到上述条件后，将涂胶纸的涂胶面与复合膜的聚乙烯面在热封机上制备密封试件。热合时要使复合膜与加热夹头接触。

E.4.3　切制 5 个与密封成 90°±5° 的 15 mm 宽的试条，长度以 100 mm 为宜。

E.4.4　按 GB/T 12914 的指南，以 200 mm/min±10 mm/min 的速率施加拉伸力，使密封分离，并记录最大读数值。

E.5　试验报告

以 5 个试件结果的平均值报告密封强度，以 N/15 mm 为单位。

报告试验中试样尾部是否有支撑[5]，数据记录纸和其他技术规范。

5）　在 ASTM F 88 描述了试样尾部"有支撑"和"无支撑"的情况。

参 考 文 献

GB/T 10739 纸、纸板和纸浆状态调节和试验的标准大气条件(GB/T 10739—2002,eqv ISO 187: 1990)

GB/T 16886.1 医疗器械生物学评价 第 1 部分:评价与试验(GB/T 16886.1—2001, idt ISO 10993-1:1997)

GB/T 19633 最终灭菌医疗器械的包装(GB/T 19633—2005,ISO 11607:2003)

ASTM F 88-06 软性屏障材料的密封强度试验方法

ICS 11.080.040
C 31

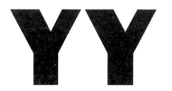

中华人民共和国医药行业标准

YY/T 0698.8—2009

最终灭菌医疗器械包装材料
第8部分：蒸汽灭菌器用重复性使用
灭菌容器　要求和试验方法

Packaging materials for terminally sterilized medical devices—
Part 8：Re-usable sterilization containers for steam sterilizers—
Requirements and test methods

2009-06-16 发布　　　　　　　　　　　　2010-12-01 实施

国家食品药品监督管理局　　发 布

前　言

YY/T 0698 的本部分等同采用 EN 868-8:2007《最终灭菌医疗器械包装材料　第 8 部分:蒸汽灭菌器用重复性使用灭菌容器　要求和试验方法》。

YY/T 0698《最终灭菌医疗器械包装材料》,由以下几部分组成:

——第 2 部分:灭菌包裹材料　要求和试验方法;

——第 3 部分:纸袋(YY/T 0698.4 所规定)、组合袋和卷材(YY/T 0698.5 所规定)生产用纸　要求和试验方法;

——第 4 部分:纸袋　要求和试验方法;

——第 5 部分:透气材料与塑料膜组成的可密封组合袋和卷材　要求和试验方法;

——第 6 部分:用于低温灭菌过程或辐射灭菌的无菌屏障系统生产用纸　要求和试验方法;

——第 7 部分:环氧乙烷或辐射灭菌无菌屏障系统生产用可密封涂胶纸　要求和试验方法;

——第 8 部分:蒸汽灭菌器用重复性使用灭菌容器　要求和试验方法;

——第 9 部分:可密封组合袋、卷材和盖材生产用无涂胶聚烯烃非织造布材料　要求和试验方法;

——第 10 部分:可密封组合袋、卷材和盖材生产用涂胶聚烯烃非织造布材料　要求和试验方法。

其他最终灭菌医疗器械包装材料的要求和试验方法将在其他部分中规定。

本部分的附录 B、附录 C 附录 D、附录 E、附录 F 是规范性附录,附录 A、附录 G 是资料性附录。

本部分由全国医用输液器具标准化技术委员会提出。

本部分由国家食品药品监督管理局济南医疗器械质量监督检验中心归口。

本部分主要起草单位:山东省医疗器械产品质量检验中心、山东新华医疗器械股份有限公司。

本部分主要起草人:梁进方、吴平、桑永刚、王洪敏。

引　言

ISO 11607[1]标准总标题为"最终灭菌医疗器械的包装",包括两个部分。该标准的第 1 部分规定了预期在使用前保持最终灭菌医疗器械无菌的预成形无菌屏障系统、无菌屏障系统和包装系统的通用要求和试验方法。该标准的第 2 部分规定了成形、密封和装配过程的确认要求。

每个无菌屏障系统必须满足 ISO 11607-1 的要求。

YY/T 0698 标准可用于证实符合 ISO 11607-1 规定的一项或多项要求。

---

1) EN 868-1:1997 已被 ISO 11607-1:2006 所代替。我国与 ISO 11607 对应的标准是 GB/T 19633—2005 (ISO 11607:2003,IDT)。请注意 GB/T 19633 的修订情况。

最终灭菌医疗器械包装材料
第8部分：蒸汽灭菌器用重复性使用
灭菌容器　要求和试验方法

1 范围

YY/T 0698 的本部分提供了重复性使用蒸汽灭菌容器的要求和试验方法。

本部分未对 ISO 11607-1 的通用要求增加要求。因此，4.2～4.5 中的专用要求可用以证实符合 ISO 11607-1 的一项或多项要求，但不是其全部要求。

本部分所规定的容器预期用作医疗器械在符合 EN 285[2] 的蒸汽灭菌器中灭菌时的包装系统，然后用于器械的运输和贮存。

> 注1：该容器预期用于不符合 EN 285 的蒸汽灭菌器时，容器在所用规定的灭菌循环中的性能由使用方确认，还应对容器与灭菌器循环的相适应性的其他方面进行评审，如操作温度。
>
> 注2：当需对器械进行多层包裹以满足通用要求时，器械宜先用灭菌包装材料（如本标准的其他部分中规定的材料）包装。

2 规范性引用文件

下列文件中的条款通过 YY 0698 本部分的引用而成为本部分的条款。凡是注日期的引用文件，其随后所有的修改单（不包括勘误的内容）或修订版均不适用于本部分，然而，鼓励根据本部分达成协议的各方研究是否可使用这些文件的最新版本。凡是不注日期的引用文件，其最新版本适用于本部分。

GB/T 1220　不锈钢棒

GB/T 5783—2000　六角头螺栓　全螺纹（eqv ISO 4017：1999）

GB/T 15596　塑料暴露于玻璃下日光或自然气候或人工光后颜色和性能变化的测定（GB/T 15596—1995，eqv ISO 4582：1980）

ISO 11607-1：2006　最终灭菌医疗器械的包装　第1部分：材料、无菌屏障系统和包装系统的要求

EN 285：2006　灭菌　蒸汽灭菌器　大型灭菌器

3 术语和定义

ISO 11607-1 和 EN 285 确立的术语和定义适用 YY/T 0698 的本部分。

4 要求

4.1 总则

ISO 11607-1 的要求适用。

> 注1：ISO 11607-1 中 5.1.10 规定了重复使用容器的其他要求。
>
> 注2：下列专用要求和试验方法可用于证实符合 ISO 11607-1 的一项或多项要求，但不是全部要求。
>
> 注3：对成形、密封和装配过程的确认要求见 ISO 11607-2。

4.2 结构与设计要求
4.2.1 形状和尺寸
4.2.1.1 容器一般应为平行六面体的箱体。

> 注：可以有一定的弧形或呈平面拱形、角部宜为圆形。

2）　将 EN 285 转化为我国标准的工作正在进行中。

4.2.1.2 容器,包括所有连接件(如把手)在内,宜适合于灭菌模数(见 EN 285)。

注1:如果容器不适合于在一个灭菌模数内,但符合本部分的其他要求,制造商可宣称符合 ISO 11607-1 的要求,但不可宣称符含 YY/T 0698.8 的要求。

注2:资料性附录 A 给出了尺寸的指南。

4.2.1.3 为了便于内角的清洗,所有内角应呈圆弧形。

4.2.2 盖或盖的锁闭装置

4.2.2.1 容器的入口应有一个盖子。

4.2.2.2 在使用过程中,盖子的锁定装置应保证盖子与箱体安全锁定。

4.2.3 "打开迹象"指示系统

4.2.3.1 ISO 11607-1:2006 的 5.1.10a)规定了"打开迹象"指示系统。

4.2.3.2 如果该"打开迹象"指示系统不是一次性的,即打开时不呈现不可恢复的破坏,则再次设置该指示系统时应需要采用专门的工具、钥匙、密码或处理。

4.2.4 垫片

4.2.4.1 盖子与箱体之间的介面应有一个垫片,当盖子处于闭合时,该垫片所形成的闭合应具备符合 ISO 11607-1:2006 中 5.2 所规定的微生物屏障特性。

4.2.4.2 垫片应能够清洗。制造商应规定维护的频次和方法(见第 5 章)。

4.2.5 把手

4.2.5.1 每一容器应有一适宜的提携装置。

4.2.5.2 按附录 B 试验时,提携装置及其与容器的连接、以及容器本身应足以承受容器装载后的重量而无大于 1 mm 的永久变形。如果测量出有永久变形,应证实容器的特性(无菌屏障性能方面)无变化。

4.2.6 堆放能力

4.2.6.1 各容器的顶部和底部应有足够的堆放强度,并应有确保同一来源同一规格的容器安全堆放的装置。

按附录 C 试验后,容器应无大于 1 mm 的永久变形,特性应无变化。

按附录 D 试验时,供试容器应保持堆放状态。

4.2.6.2 容器的结构应设计成,按制造商规定的方式堆放和向灭菌器内装载后,能使蒸汽和(或)空气在各容器间自由流通。

应按附录 B 至附录 E 的描述进行性能试验来检验其符合性。

4.2.7 灭菌剂口

4.2.7.1 每个容器在其一个或多个主要表面上应有一个或多个灭菌剂口。

4.2.7.2 灭菌剂口的设计应满足下列要求:

1) 应能使容器内达到所规定的灭菌条件;

应按附录 E 检验其符合性。

2) 当在符合 EN 285 的灭菌器中处理时,应适合于干燥过程。

应按附录 F 检验其符合性。

3) 从灭菌器中取出、运输和随后的贮存过程中,其微生物屏障性能应符合 ISO 11607-1:2006 中 5.1.10b)的规定。

用适宜的屏障试验检验其符合性(见 ISO 11607-1:2006)。

注:排水道被视为灭菌剂口。

4.2.8 负载

一个整模数规格容器(即一个灭菌模数规格)其结构应设计成能在符合 EN 285 的灭菌器中灭菌的装量最大 10 kg。

分模数规格容器的装载量应按比例缩小。

4.3 使用寿命

在按照所提供的使用说明书进行操作时,灭菌容器及其组件应符合制造商规定的容器有效期内的全部要求。

注1:制造商的使用说明书中的重要信息包括:使用、清洗步骤、检验方法与可接受准则、组件的保养与更换(见 ISO 11607-1:2006 中 5.1.10)。

注2:500 个使用周期被认为是容器的最低使用寿命,100 个使用周期则被认为是特殊组件(如垫片)的最低使用寿命。

对于采用加速老化试验方案验证其符合性,在得到实际时间老化数据之前,应将老化试验数据视为是充分的挑战数据。

注3:使用寿命的确定指南见附录 G。

4.4 材料要求

4.4.1 容器和组件应能在符合 EN 285 灭菌器内耐受蒸汽灭菌(化学和物理作用)而无任何不良影响。

通过以下试验检验是否符合 ISO 11607-1:2006 中 5.3 的要求:

1) 对经受过标称次数的使用周期后的容器进行检验;并

2) 使容器先经受 5 个使用周期,在其使用环境条件下闭盖贮存 6 个月,再经受 5 个使用周期,对其进行检验。

4.4.2 容器和组件应能耐受制造商所规定的清洗程序而不受任何不良影响。

通过以下试验检验是否符合 ISO 11607-1:2006:

1) 对经受过标称次数的清洗程序(按制造商规定)后的容器进行检验;并

2) 使容器先经受 5 个使用周期,在其使用环境条件下闭盖贮存 6 个月,再经受 5 个使用周期,对其进行检验。

4.4.3 容器及其组件应由在使用条件下具有光稳定性的材料制造。应按 GB/T 15596 规定检验其符合性。

4.4.4 如果容器及其组件是由不同材料制造,材料间不应相互有不良影响(如接触腐蚀)。

如果进行了 4.4.1 和 4.4.2 试验并通过,应认为符合性得到满足。

4.4.5 当容器对预期使用有要求时,容器或其组件所用材料应不产生静电荷。

4.4.6 材料、设计、结构和表面光洁度应便于内外消毒和清洗。

4.5 标志

容器应标有制造商(或供应商)名称或商标。

5 制造商提供的信息

除 ISO 11607-1:2006 第 7 章规定的信息外,还宜提供以下信息:

——基本部件的技术规范(见 4.3);

——检验、维护和/或更换方法;

——容器的使用寿命(使用周期数);

——垫片的使用寿命;

——使用和清洗程序;

——在不损坏并不改变性能的情况下如何将热电偶插入容器的描述(用于确认目的);

——用于灭菌性能确定和负载干燥试验时容器的最大装载。

注:国家相关法规有关制造商提供信息方面的要求可能适用。

6 试验方法

注1:如果在具体的试验步骤中没有规定,可与其他试验一起进行。

注2:如果有形成文件的材料应用史的证据或有材料已有过满意应用的文献报道,则不需要用试验对材料进行验证。

注3:在进行实际寿命试验前,可先采用使用寿命确定试验(见附录 G)。

附　录　A
（资料性附录）
尺　寸　指　南

实践证实了图 A.1 所示的尺寸适宜于灭菌器的装载和卸载。

分数规格[如 1/2 灭菌单位(STU)或 1/4STU 等]容器宜有图 A.1 所示的相同宽度。

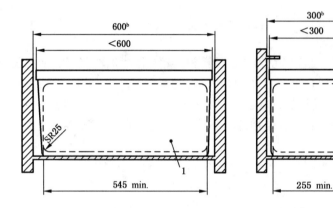

1——可装载空间。

1)　最大外高 $h_{max}=270$ mm
　　对外高小于 270 mm,建议采用 210 mm、160 mm、140 mm 和 110 mm。
　　内部可装载高度 h_1 宜是最小为:
　　$h_{max}-50$ mm,盖子上和底部都有灭菌剂口的情况;
　　$h_{max}-30$ mm,盖子上或底部有灭菌剂口或盖子和底都没有灭菌剂口的情况。
2)　这些尺寸是由灭菌模数(STU)的定义确定的。

图 A.1　尺寸

附　录　B

（规范性附录）

把手强度试验

B.1　步骤

将试验载重均匀地分布于容器内部,盖上盖子,用两个把手无水平受力地悬起容器 10 min。

B.2　结果

按下式计算试验载重:

试验载重的质量＝10 kg＋(h×0.1 kg/mm)。

式中:

h——可装载高度,单位为毫米(mm)。

举例:可装载高度为 210 mm 的容器,试验载重的质量为:

10 kg＋(210 mm×0.1 kg/mm)＝31 kg。

附　录　C
（规范性附录）
堆　放　试　验

步骤

借助于载重分配装置将力 F 作用于两个堆放的容器上。

该力值取决于容器的受力面的面积，应为 $500\ mN/cm^2$。该力值不低于 $100\ N$。

注：下面的容器为受试容器，上面的容器只用于通过它向试验容器传递力。

附　录　D

（规范性附录）

堆放装置的能力试验

D.1　仪器

将 10 kg 载重以均匀分布的方式装入受试容器，并将其堆放于底部固定的相同设计的容器上。

D.2　步骤

将 40 N 的水平方向的作用力按图 D.1 所示方向作用于试验容器上。

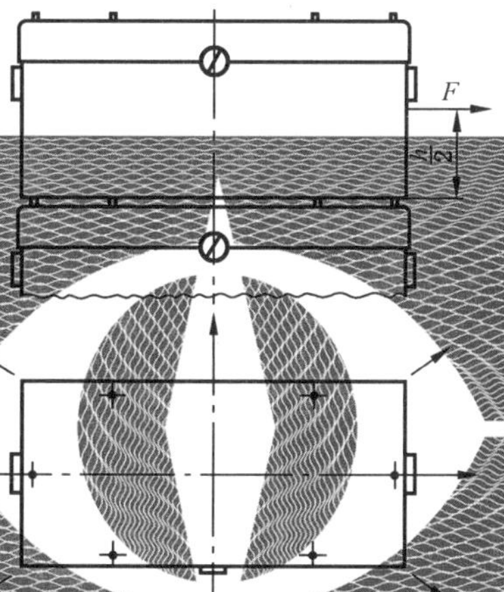

图 D.1　施力方向

附　录　E
（规范性附录）
灭菌性能测定

E.1　仪器

E.1.1　灭菌器（符合 EN 285），操作循环调节至 EN 285 中规定的参数。

E.1.2　热记录仪和 4 个温度传感器，分别符合 EN 285:2006 中 24.5 和 24.4 规定。

E.1.3　织物试验负载，按 EN 285:2006 的 24.1 在容器中装满织物试验负载。

E.1.4　供试容器，对其进行改造，使其有两个气密性孔，供插入温度传感器。

E.2　步骤

E.2.1　按制造商的说明书将织物片材装满容器（E.1.3）。

E.2.2　在负载的几何中心放置一个温度传感器，第二个传感器放于灭菌剂口区域的盖子与容器壁之间。

E.2.3　将盖封于容器上，并放于蒸汽灭菌器内。

E.2.4　将第三个传感器放于灭菌器中容器上表面的几何中心上方约 50 mm，第四个传感器置于灭菌器内的排水道处。

E.2.5　对灭菌器进行操作循环，在整个循环过程中记录四个传感器的所测得的温度。

E.2.6　再重复上述步骤两次。

E.3　结果

E.3.1　报告稳定期[3]的试验负载中心与主排水道处的温度之差。

E.3.2　对于 800 L 以下的灭菌器平衡时间[4]应不超过 15 s，大于 800 L 灭菌器应不超过 30 s。

E.3.3　稳定期内的前 60 s，试验负载间测得温度和容器壁所测得的温度与灭菌器中测得的温度相差应不超过 5 K，其余时间不超过 2 K。

E.3.4　在整个保持时间[5]测得的灭菌器内温度和装载后容器的几何中心的温度应：

　　——在灭菌温度范围内（见 EN 285:2006 的 8.3.1.1）；

　　——两者相差不超过 2 K。

---

3)　EN 285 定义的"稳定期"是指平衡时间加保持时间。

4)　EN 285 定义的"平衡时间"是指灭菌器内达到灭菌温度时刻与负载内各点达到灭菌温度时刻之间的时间段。

5)　EN 285 定义的"保持时间"是指灭菌器内各点的温度保持在灭菌温度范围内。保持时间紧跟在平衡时间之后。

附 录 F
（规范性附录）
负载干燥试验

F.1 仪器

F.1.1 灭菌器,符合 EN 285,操作循环调节至 EN 285 中规定的参数。

F.1.2 天平,量程 15 kg 以下,精度为±1 g 或更高精度。

F.2 负载

F.2.1 金属

容器应用符合下列要求的金属螺栓装至制造商规定的最大质量±0.1 kg:

a) 符合 GB/T 1220 的不锈钢;

b) 螺栓 GB/T 5783 M12×100;

c) 经过清洗、去油污并干燥。

F.2.2 织物

如果重复性使用织物材料能满足本附录连续检验的要求,应将容器内装入该织物材料至满载。
宜考虑织物材料受环境因素影响的清洗间隔以及清洗和状态调节的方法。

材料应

——按 EN 285:2006 的 24.7.3 中所述;

——无论是新的还是旧的,都应经过洗涤,不加任何织物处理剂;

——按 EN 285:2006 的 24.7.4 晾干。

F.3 步骤

F.3.1 金属负载

对按 F.2.1 装载的容器(作为"试验包装")按 EN 285:2006 中 20.3 规定的试验步骤进行。

F.3.2 织物负载

F.3.2.1 称量空容器(及其组件)(m_1)。

F.3.2.2 按制造商的说明装载容器。

F.3.2.3 对装载后的容器称量(m_2)。

F.3.2.4 按制造商的说明将容器装入灭菌器中。

F.3.2.5 进行灭菌。将试验容器装入灭菌器 60 s 内开始灭菌。

F.3.2.6 在循环完成后 5 min 内对容器称量(m_3)。

F.4 结果

F.4.1 金属负载

水分变化计算值(见 EN 285:2006 中 20.3.3.9)应不超过 0.2%。

F.4.2 织物负载

用下式计算水分含量的变化占干态载荷质量的百分比:

$$\frac{m_3 - m_2}{m_2 - m_1} \times 100\%$$

式中：

m_1——是空容器的重量，单位为克(g)；

m_2——循环前装载容器的重量，单位为克(g)；

m_3——循环后装载容器的重量，单位为克(g)；

计算值应不超过1%。

附　录　G

（资料性附录）

使用寿命确定指南

G.1　试样

试样应是适合于一个灭菌模数以内的容器（见 EN 285[6]）。

G.2　仪器

蒸汽灭菌器，一个试验周期符合图 G.1。

注：试验周期的次数被认为等效于"实际"灭菌周期，即 100 次试验周期相当于 100 次"实际"灭菌周期。

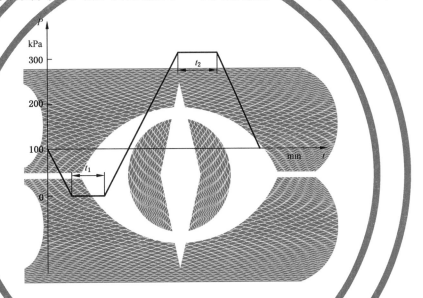

P_1＜10 kPa(100 mbar)绝对压力；

P_2＞300 kPa(3 000 mbar)绝对压力；

t_1＞2 min；

t_2＞3 min。

图 G.1　试验循环

6)　出于灭菌的目的，EN 285 把一个灭菌模数定为 300 mm×300 mm×600 mm 的长方形立方体。

参 考 文 献

ISO 11607-2　最终灭菌医疗器械的包装　第 2 部分：成形、密封和装配过程的确认要求

ICS 11.080.040
C 31

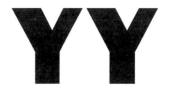

中华人民共和国医药行业标准

YY/T 0698.9—2009

最终灭菌医疗器械包装材料
第 9 部分：可密封组合袋、卷材和盖材
生产用无涂胶聚烯烃非织造布
材料　要求和试验方法

Packaging materials for terminally sterilized medical devices—
Part 9：Uncoated nonwoven materials of polyolefines for use in the manufacture
of sealable pouches，reels and lids—Requirements and test methods

2009-06-16 发布

2010-12-01 实施

国家食品药品监督管理局　　发 布

前　言

YY/T 0698《最终灭菌医疗器械包装材料》，由以下几部分组成：

——第2部分：灭菌包裹材料　要求和试验方法；

——第3部分：纸袋（YY/T 0698.4 所规定）、组合袋和卷材（YY/T 0698.5 所规定）生产用纸　要求和试验方法；

——第4部分：纸袋　要求和试验方法；

——第5部分：透气材料与塑料膜组成的可密封组合袋和卷材　要求和试验方法；

——第6部分：用于低温灭菌过程或辐射灭菌的无菌屏障系统生产用纸　要求和试验方法；

——第7部分：环氧乙烷或辐射灭菌无菌屏障系统生产用可密封涂胶纸　要求和试验方法；

——第8部分：蒸汽灭菌器用重复性使用灭菌容器　要求和试验方法；

——第9部分：可密封组合袋、卷材和盖材生产用无涂胶聚烯烃非织造布材料　要求和试验方法；

——第10部分：可密封组合袋、卷材和盖材生产用涂胶聚烯烃非织造布材料　要求和试验方法。

本部分为 YY/T 0698 的第9部分。

其他最终灭菌医疗器械包装材料的要求和试验方法将在其他部分中规定。

YY/T 0698 的本部分参照采用 EN 868-9:2007《最终灭菌医疗器械包装材料　第9部分：可密封组合袋、卷材和盖材生产用无涂胶聚烯烃非织造布材料　要求和试验方法》。

本部分由全国医用输液器具标准化技术委员会提出。

本部分由国家食品药品监督管理局济南医疗器械质量监督检验中心归口。

本部分主要起草单位：山东省医疗器械产品质量检验中心、杜邦中国集团有限公司。

本部分主要起草人：钱军、吴平。

引　言

ISO 11607[1]标准总标题为"最终灭菌医疗器械的包装",包括两个部分。该标准的第 1 部分规定了预期在使用前保持最终灭菌医疗器械无菌的预成形无菌屏障系统、无菌屏障系统和包装系统的通用要求和试验方法。该标准的第 2 部分规定了成形、密封和装配过程的确认要求。

每个无菌屏障系统必须满足 ISO 11607-1 的要求。

YY/T 0698 标准可用于证实符合 ISO 11607-1 规定的一项或多项要求。

---

1)　EN 868-1:1997 已被 ISO 11607-1:2006 所代替。我国与 ISO 11607 对应的标准是 GB/T 19633—2005 (ISO 11607:2003,IDT)。请注意 GB/T 19633 的修订情况。

最终灭菌医疗器械包装材料
第9部分:可密封组合袋、卷材和盖材
生产用无涂胶聚烯烃非织造布
材料　要求和试验方法

1　范围

YY/T 0698 的本部分提供了适用于最终灭菌医疗器械包装的无涂胶层聚烯烃非织造布材料的要求和试验方法。

本部分未对 ISO 11607-1 的通用要求增加要求。因此,4.2~4.3 中的专用要求可用以证实符合 ISO 11607-1 的一项或多项要求,但不是其全部要求。

本部分所规定的材料预期部分或全部用于可密封组合袋、成形-填充-密封(FFS)包装和包装盖材的生产。

2　规范性引用文件

下列文件中的条款通过 YY/T 0698 本部分的引用而成为本部分的条款。凡是注日期的引用文件,其随后所有的修改单(不包括勘误的内容)或修订版均不适用于本部分,然而,鼓励根据本部分达成协议的各方研究是否可使用这些文件的最新版本。凡是不注日期的引用文件,其最新版本适用于本部分。

GB/T 451.2　纸和纸板定量的测定(GB/T 451.2—2002,eqv ISO 536:1995)

GB/T 451.3　纸和纸板厚度的测定(GB/T 451.3—2002,idt ISO 534:1988)

GB/T 454　纸耐破度的测定(GB/T 454—2002,idt ISO 2758:2001)

GB/T 455　纸和纸板撕裂度的测定(GB/T 455—2002,eqv ISO 1974:1990)

GB/T 458　纸和纸板透气度的测定(GB/T 458—2008,ISO 5636-2:1984,ISO 5636-3:1992,ISO 5636-5:2003,MOD)

GB/T 4744　纺织织物　抗渗水性测定　静水压试验(GB/T 4744—1997,eqv ISO 811:1981)

GB/T 12914　纸和纸板　抗张强度的测定(GB/T 12914—2008,ISO 1924-2:1994,MOD)

ISO 6588-2:2005　纸、纸板和纸浆　水抽提液 pH 的测定　第2部分:热抽提

ISO 11607-1　最终灭菌医疗器械的包装　第1部分:材料、无菌屏障系统和包装系统的要求

ASTM D 2724　贴层、热合层和复合服装织物的试验方法

3　术语和定义

ISO 11607-1 确立的术语和定义适用于 YY/T 0698 的本部分。

4　要求

4.1　总则

ISO 11607-1 的要求适用。

注:下列专用要求和试验方法可用于证实符合 ISO 11607-1 的一项或多项要求,但不是全部要求。

4.2　材料

无涂胶材料应半透明或不透明、由高纯度的连续聚烯烃纤维制造而成,应不释放足以带来健康风险的物质。

注:见 GB/T 16886.1。

4.3 性能要求和试验方法

4.3.1 材料应不脱色。应对按 ISO 6588-2 所给方法制备的热抽提液进行目力检验。试验温度为 60 ℃±5 ℃。

4.3.2 按 GB/T 451.2 试验时,材料 1 m² 的平均质量应在制造商标称值的±7%范围内。

4.3.3 按 GB/T 12914 试验时,材料的抗张强度沿机器方向应不小于 4.8 kN/m,横向应不小于 5.0 kN/m。

4.3.4 按 GB/T 455 试验时,材料的撕裂度沿机器方向和横向应不小于 1 000 mN。

4.3.5 按 ASTM D 2724:1987 试验时,材料的分层系数应不小于 1 N/25.4 mm。

4.3.6 按 GB/T 454 试验时,材料的耐破度应不小于 575 kPa。

4.3.7 按 GB/T 458 规定的本特生法试验时,在 1.47 kPa 的气压下,材料的透气度应不小于 1 μm/(Pa·s)。

　　注:如果材料预期只用于辐射灭菌的包装,则不需要有这一要求。

4.3.8 按 GB/T 4744 试验时,材料的静水压应不小于 1 000 mm。

4.4 运输包装的标志

运输包装上应清晰易认且永久地标有以下信息:

a) 产品目录编号;

b) 数量;

c) 制造商(或供应商)名称或商标;

d) 批号[1];

e) 标称质量,以克每平方米表示;

f) 片材的公称规格,以毫米表示,卷材公称宽度,以毫米表示,长度以米表示;

g) 推荐的贮存条件。

5 制造商提供的信息

国家法规对于制造商提供信息的要求可能适用。

---

1) 用于追溯产品生产史的编号。

参 考 文 献

GB/T 16886.1　医疗器械生物学评价　第 1 部分:评价与试验(GB/T 16886.1—2001,idt ISO 10993-1:1997)

GB/T 19633　最终灭菌医疗器械的包装(GB/T 19633—2005,ISO 11607:2003)

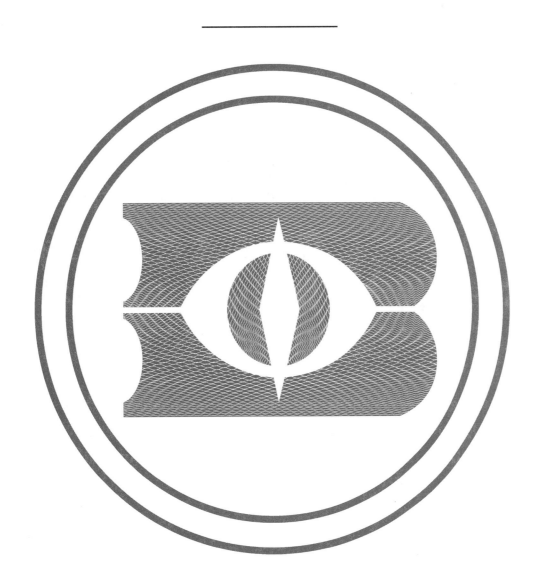

ICS 11.080.040
C 31

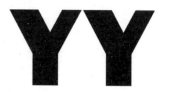

中华人民共和国医药行业标准

YY/T 0698.10—2009

最终灭菌医疗器械包装材料
第 10 部分:可密封组合袋、卷材和
盖材生产用涂胶聚烯烃非织造布材料
要求和试验方法

Packaging materials for terminally sterilized medical devices—
Part 10: Adhesive coated nonwoven materials of polyolefines for
use in the manufacture of sealable pouches, reels and lids—
Requirements and test methods

2009-06-16 发布   2010-12-01 实施

国家食品药品监督管理局   发 布

前　言

YY/T 0698《最终灭菌医疗器械包装材料》，由以下几部分组成：

——第2部分：灭菌包裹材料　要求和试验方法；

——第3部分：纸袋（YY/T 0698.4所规定）、组合袋和卷材（YY/T 0698.5所规定）生产用纸　要求和试验方法；

——第4部分：纸袋　要求和试验方法；

——第5部分：透气材料与塑料膜组成的可密封组合袋和卷材　要求和试验方法；

——第6部分：用于低温灭菌过程或辐射灭菌的无菌屏障系统生产用纸　要求和试验方法；

——第7部分：环氧乙烷或辐射灭菌无菌屏障系统生产用可密封涂胶纸　要求和试验方法；

——第8部分：蒸汽灭菌器用重复性使用灭菌容器　要求和试验方法；

——第9部分：可密封组合袋、卷材和盖材生产用无涂胶聚烯烃非织造布材料　要求和试验方法；

——第10部分：可密封组合袋、卷材和盖材生产用涂胶聚烯烃非织造布材料　要求和试验方法。

本部分为YY/T 0698的第10部分。

其他最终灭菌医疗器械包装材料的要求和试验方法将在其他部分中规定。

YY/T 0698的本部分参照采用prEN 868-10：2007《最终灭菌医疗器械包装材料　第10部分：密封袋、卷材和盖材的生产用涂胶聚烯烃非织造布材料　要求和试验方法》。

本部分的附录A和附录B是规范性附录。

本部分由全国医用输液器具标准化技术委员会提出。

本部分由国家食品药品监督管理局济南医疗器械质量监督检验中心归口。

本部分主要起草单位：山东省医疗器械产品质量检验中心、杜邦中国集团有限公司。

本部分主要起草人：钱军、吴平。

引　言

　　ISO 11607[1]标准总标题为"最终灭菌医疗器械的包装",包括两个部分。该标准的第 1 部分规定了预期在使用前保持最终灭菌医疗器械无菌的预成形无菌屏障系统、无菌屏障系统和包装系统的通用要求和试验方法。该标准的第 2 部分规定了成形、密封和装配过程的确认要求。

　　每个无菌屏障系统必须满足 ISO 11607-1 的要求。

　　YY/T 0698 标准可用于证实符合 ISO 11607-1 规定的一项或多项要求。

---

　　1)　EN 868-1:1997 已被 ISO 11607-1:2006 所代替。我国与 ISO 11607 对应的标准是 GB/T 19633—2005
　　　　(ISO 11607:2003,IDT)。请注意 GB/T 19633 的修订情况。

最终灭菌医疗器械包装材料
第 10 部分：可密封组合袋、卷材和
盖材生产用涂胶聚烯烃非织造布材料
要求和试验方法

1 范围

YY/T 0698 的本部分提供了适用于最终灭菌医疗器械包装的涂胶聚烯烃非织造布材料的要求和试验方法。

本部分未对 ISO 11607-1 的通用要求增加要求。因此，4.2～4.3 中的专用要求可用以证实符合 ISO 11607-1 的一项或多项要求，但不是其全部要求。

本部分所规定的材料预期部分或全部用于可密封组合袋、成形-填充-密封(FFS)包装和包装盖材的生产。

2 规范性引用文件

下列文件中的条款通过 YY/T 0698 本部分的引用而成为本部分的条款。凡是注日期的引用文件，其随后所有的修改单(不包括勘误的内容)或修订版均不适用于本部分，然而，鼓励根据本部分达成协议的各方研究是否可使用这些文件的最新版本。凡是不注日期的引用文件，其最新版本适用于本部分。

GB/T 451.2　纸和纸板定量的测定(GB/T 451.2—2002,eqv ISO 536:1995)

GB/T 451.3　纸和纸板厚度的测定(GB/T 451.3—2002,idt ISO 534:1988)

GB/T 454　纸耐破度的测定(GB/T 454—2002,idt ISO 2758:2001)

GB/T 455　纸和纸板撕裂度的测定(GB/T 455—2002,eqv ISO 1974:1990)

GB/T 458　纸和纸板　透气度的测定(GB/T 458—2008,ISO 5636-2:1984,ISO 5636-3:1992, ISO 5636-5:2003,MOD)

GB/T 4744　纺织织物　抗渗水性测定　静水压试验(GB/T 4744—1997,eqv ISO 811:1981)

GB/T 12914　纸和纸板　抗张强度的测定(GB/T 12914—2008,eqv ISO 1924-2:1994,MOD)

ISO 6588-2:2005　纸、纸板和纸浆　水抽提液 pH 的测定　第 2 部分:热抽提

ISO 11607-1　最终灭菌医疗器械的包装　第 1 部分:材料、无菌屏障系统和包装系统的要求

ASTM D 2724　贴层、热合层和复合服装织物的试验方法

3 术语和定义

ISO 11607-1 确立的术语和定义适用于 YY/T 0698 的本部分。

4 要求

4.1 总则

ISO 11607-1 的要求适用。

注：下列专用要求和试验方法可用于证实符合 ISO 11607-1 的一项或多项要求，但不是全部要求。

4.2 材料

4.2.1 涂胶后的材料应半透明或不透明,基材由高纯度的连续聚烯烃纤维制造而成,应不释放足以带来健康风险的物质。

注：见 GB/T 16886.1。

4.2.2 涂胶材料在灭菌前、中或后不应与所包装的器械发生相互作用,不应对其带来污染或不良影响。

4.3 性能要求和试验方法

4.3.1 材料应不脱色。应对按 ISO 6588-2 所给方法制备的热抽提液进行目力检验,试验温度为 60 ℃±5 ℃。

4.3.2 按 GB/T 451.2 试验时,材料 1 m² 的平均质量应在制造商标称值的 ±15% 范围内。

4.3.3 按 GB/T 12914 试验时,材料的抗张强度沿机器方向应不小于 4.8 kN/m,横向应不小于 5.0 kN/m。

4.3.4 按 GB/T 455 试验时,材料的撕裂度沿机器方向和横向应不小于 1 000 mN。

4.3.5 按 ASTM D 2724:1987 试验时,材料的分层系数应不小于 1 N/25.4 mm。

4.3.6 按 GB/T 454 试验时,材料的耐破度应不小于 575 kPa。

4.3.7 按 GB/T 458 规定的本特生法试验时,在 1.47 kPa 的气压下,材料透气度应不小于 0.3 μm/(Pa·s)材料。

注:如果材料预期只用于辐射灭菌的包装,则不需要有这一要求。

4.3.8 按 GB/T 4744 试验时,材料的静水压应不小于 1 000 mm。

4.3.9 按附录 A 试验时,单位面积的涂胶层质量应在制造商标称值的 ±2 g/m²。

4.3.10 按附录 B 试验时,涂胶材料的密封强度应大于 0.08 kN/m(1.20 N/15 mm)。

注:报告试样尾部是否有支持,见附录 B。

4.3.11 密封后剥离部位的涂胶层应无缺口或通道,按附录 B 所给方法试验确定其符合性。

4.4 标志

运输包装上应清晰易认且永久地标有以下信息:

a) 产品目录编号;

b) 数量;

c) 制造商(或供应商)名称或商标;

d) 批号[1];

e) 标称质量,以克每平方米表示;

f) 片材的公称规格,以毫米表示,或卷材公称宽度,以毫米表示,长度以米表示;

g) 推荐的贮存条件。

5 制造商提供的信息

制造商应提供给购买方关键性密封和/或封闭参数。

注1:对于热密封,给出的参数包括温度范围、压力和时间。

注2:国家法规对于制造商提供信息的要求可能适用。

---

[1] 用于追溯产品生产史的编号。

附　录　A

（规范性附录）

无涂胶非织造布聚烯烃材料和涂胶层的单位面积质量的测定方法

A.1　单位

应以克每平方米为单位报告所有结果。

A.2　方法原理

切出已知面积的样品，并称量。用一种溶液浸泡去除涂胶层，对非织造布进行干燥和状态调节[1] 后再称量。

处理前后样品的质量之差并乘以一个相应的因子来求得除去涂胶层后的质量。

A.3　仪器

A.3.1　淬硬的金属模板

推荐尺寸：100 mm×100 mm——因子 100

100 mm×50 mm——因子 200

A.3.2　切垫板

A.3.3　刃口锋利切刀或组合的环形切割器。

A.3.4　连续的提取仪器，如含有一个约 100 mL 容量的提取管和一个 250 mL 容积的回流瓶组成的索氏提取器。

A.3.5　电热恒温烧瓶加热器，置于通风橱内。

A.3.6　装有排风和通风系统的通风橱。

A.3.7　分析天平，精度为 0.1 mg。

A.3.8　溶剂。

A.3.9　手套，安全玻璃，夹持器。

A.4　步骤

A.4.1　对试样进行状态调节。

A.4.2　将供试材料放在切垫板上。

A.4.3　将模板放在材料上，固定好位置，用切刀沿其边缘切下。也可用环形切割器冲裁。

A.4.4　沿纵向和横向均匀切割 10 个试样，取样方式能覆盖整个材料。

A.4.5　用铅笔对各试样进行编号。

A.4.6　用分析天平分别称量各试样，记录各试样的质量。

A.4.7　烧瓶中加入 150 mL 溶剂，有规律地对其均匀加热，使提取管中的溶剂每 5 min 回流一次，提取样品 1 h。

A.4.8　用夹持器取出样品。

A.4.9　用热空气流使溶剂干燥挥发。

A.4.10　使样品在 23 ℃±2 ℃和 50%±5% 的相对湿度下再次进行状态调节 24 h。

A.4.11　按 A.4.5 的标识并按 A.4.6 再次称量。

---

1)　若无特殊规定，本标准中规定的状态调节是指试验前按 GB/T 10739 给出的方法进行。

A.5 结果

用式(A.1)计算每平方米涂胶层的质量：

$$w_3 = (m_1 - m_2) \times f_t \qquad\qquad\cdots\cdots\cdots\cdots\cdots\cdots\cdots\cdots(A.1)$$

式中：

f_t——模板因子；

m_1——样品的初始质量，单位为克(g)；

m_2——样品的提取并状态调节后的质量，单位为克(g)；

w_3——被去除涂胶层的质量，单位为克每平方米(g/m^2)。

$m_1 \times f_t$ 为每平方米的涂胶非织造布的质量；

$m_2 \times f_t$ 为每平方米的无涂胶非织造布的质量。

应测定并记录无涂胶非织造布和涂胶层的最大、最小和平均质量。

附　录　B
（规范性附录）
涂胶层的密封强度的测定方法和目力检验

B.1　单位

应以 N/15 mm 为单位报告结果。

注：国际单位制单位是 kN/m，但 N/15 mm 较为常用。

B.2　方法原理

在受控条件下，将涂胶层封于恒定的基质上。通过切出一个与密封线呈 90°的条形试样，在符合 GB/T 12914 的拉伸试验机上，拉伸使之分离，以测定其密封强度。

B.3　仪器

B.3.1　符合 GB/T 12914 的仪器。

B.3.2　材料，最终包装中所用的材料。

B.3.3　实验室用标准热封机，只有一个加热头。

B.3.4　能切制 15 mm 宽试条的双刃裁刀。

B.3.5　切垫板，如果使用裁刀。

B.4　步骤

B.4.1　将热封机设定到制造商规定的条件（见第 5 章）。

B.4.2　达到上述条件后，使涂胶面与 B.3.2 中选择的膜材相对制备密封试件。

B.4.3　切制 5 个与密封成 90°±5°角的 15 mm 宽的试条，长度以 100 mm 为宜。

B.4.4　按 GB/T 12914 的指南，以 200 mm/min±10 mm/min 的速率施加拉伸力，使密封分离，并记录最大读数值。

B.4.5　目力对膜上密封痕迹的不规则性、缺口或通道进行检验。

B.5　试验报告

B.5.1　以 5 个试件结果的平均值报告密封强度，以 N/15 mm 为单位。

B.5.2　报告涂胶层是否规则或所显示的不规则性、缺口或通道。

B.5.3　报告试验中试样尾部是否有支撑[2]，数据记录纸和技术规范。

---

[2]　在 ASTM F 88 描述了试样尾部"有支持"和"无支持"的情况。

参 考 文 献

GB/T 10739　纸、纸板和纸浆状态调节和试验的标准大气条件(GB/T 10739—2002,eqv ISO 187：1990)

GB/T 16886.1　医疗器械生物学评价　第1部分：评价与试验(GB/T 16886.1—2001,idt ISO 10993-1：1997)

GB/T 19633　最终灭菌医疗器械的包装(GB/T 19633—2005,ISO 11607：2003,IDT)

ASTM F 88-06　软性屏障材料的密封强度试验方法

二、其他标准

ICS 11.080.01
C 47

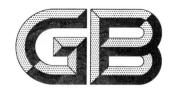

中华人民共和国国家标准

GB 18282.1—2015/ISO 11140-1:2005
代替 GB 18282.1—2000

医疗保健产品灭菌　化学指示物
第 1 部分：通则

Sterilization of health care products—Chemical indicator—
Part 1：General requirements

(ISO 11140-1:2005,IDT)

2015-12-10 发布　　　　　　　　　　　　　　2017-01-01 实施

中华人民共和国国家质量监督检验检疫总局
中国国家标准化管理委员会　发 布

前　言

GB 18282 的本部分的全部技术内容为强制性。

GB 18282《医疗保健产品灭菌　化学指示物》分为以下几部分：

——第 1 部分：通则；

——第 3 部分：用于 BD 类蒸汽渗透测试的二类指示物系统；

——第 4 部分：用于替代性 BD 类蒸汽渗透测试的二类指示物；

——第 5 部分：用于 BD 类空气排除测试的二类指示物。

注：GB 18282.2《医疗保健产品灭菌　化学指示物　测试设备和方法》被 GB/T 24628—2009《医疗保健产品灭菌　生物与化学指示物　测试设备》代替。

本部分为 GB 18282 的第 1 部分。

本部分按照 GB/T 1.1—2009 给出的规则起草。

本部分代替 GB 18282.1—2000《医疗保健产品灭菌　化学指示物　第 1 部分：通则》，与 GB 18282.1—2000 相比，主要差异如下：

——增加了渐进反应、指示物系统、偏移、渗透、衬底、可视变化的术语和定义；

——增加了对"汽化过氧化氢"灭菌过程指示物关键参数的要求；

——增加了第 6 章对指示物性能的要求和第 7 章指示物的测试方法；

——增加了附录 A～附录 E 的内容。

本部分等同采用 ISO 11140-1:2005《医疗保健产品灭菌　化学指示物　第 1 部分：通则》。

与本部分中规范性引用的国际文件有一致性对应关系的我国文件如下：

——GB/T 7408—2005　数据元和交换格式　信息交换　日期和时间表示法（ISO 8601:2000，IDT）；

——GB 18281（所有部分）　医疗保健产品灭菌　生物指示物［ISO 11138（所有部分）］；

——GB/T 19633.1—2015　最终灭菌医疗器械的包装　第 1 部分：材料、无菌屏障系统和包装系统要求（ISO 11607-1:2006，IDT）；

——GB/T 19633.2—2015　最终灭菌医疗器械的包装　第 2 部分：成形、密封和装配过程的确认要求（ISO 11607-2:2006，IDT）；

——GB/T 24628—2009　医疗保健产品灭菌　生物与化学指示物　测试设备（ISO 18472:2006，IDT）。

本部分做了下列编辑性修改：

——删除了国际标准的前言；

——引言及参考文献中出现的部分国际标准替换为对应的我国标准。

请注意本文件的某些内容可能涉及专利。本文件的发布机构不承担识别这些专利的责任。

本部分由国家食品药品监督管理总局提出。

本部分由全国消毒技术与设备标准化技术委员会（SAC/TC 200）归口。

本部分起草单位：国家食品药品监督管理局广州医疗器械质量监督检验中心、北京吉卡意科技有限公司、山东新华医疗器械股份有限公司。

本部分主要起草人：吴伟荣、张扬、钱英杰、王洪敏。

本部分所代替标准的历次版本发布情况为：

——GB 18282.1—2000。

引　言

　　GB 18282 的本部分规定了化学指示物性能要求和(或)测试方法,化学指示物预期用于蒸汽、干热、环氧乙烷、γ 和 β 辐照、蒸汽甲醛或汽化过氧化氢灭菌过程的测试。

　　对于本部分没有具体提供预期用于其他灭菌方法的指示物(如湿热灭菌的其他形式)的附加要求,本部分的通用要求将适用。

　　对于特定测试指示物(例如 B-D 测试指示物)的要求包括在 GB 18282 的其他部分。

　　用于灭菌器及用于灭菌过程控制与确认的标准,分别描述了灭菌器的性能测试和日常控制与确认方法。

　　本部分预期用于化学指示物制造商,并规定了化学指示物的通则。GB 18282 的随后部分规定了特定用途的化学指示物,以及用于医疗保健产品包括工业的特定灭菌过程的测试的特定要求,本部分规定的化学指示物的用途,在 ISO 15882、EN 285、GB 18279 和 ISO 17665 中描述。

　　抗力仪(见 ISO 18472)用于表征本部分描述的化学指示物的性能。抗力仪允许有特定测试条件和周期结果的精确变化,以形成受控的物理研究。抗力仪与常规的灭菌器不同,因此,如果常规的灭菌器用于尝试重复抗力仪的条件,可能发生错误的和(或)令人误解的结果。

医疗保健产品灭菌　化学指示物
第 1 部分:通则

1　范围

1.1　GB 18282 的本部分规定了指示物一般要求和测试方法,这些指示物是通过物理的和/或化学的物质变化来显示其暴露于灭菌过程,并用于监测获得规定的单个或多个灭菌过程参数,它们不依赖于对微生物的存活或失活反应。

> 注:生物学测试系统依靠对有机体生存能力的证明来进行测试。关于该类测试系统应在 ISO 11138 系列的生物指示物(BIs)涉及。

1.2　本部分的要求和测试方法适用于 GB 18282 的其他部分规定的所有指示物,除其他部分修改或增加的要求外,这种情况特定的部分的要求将适用。

> 相关的测试设备在 ISO 18472 中描述。

> 注:特定测试指示物(二类)的附加要求在 GB 18282.3、GB 18282.4 和 GB 18282.5 给出。

2　规范性引用文件

下列文件对于本文件的应用是必不可少的。凡是注日期的引用文件,仅注日期的版本适用于本文件。凡是不注日期的引用文件,其最新版本(包括所有的修改单)适用于本文件。

ISO 8601　数据元和交换格式　信息交换　日期和时间表示法(Data elements and interchange formats—Information interchange—Representation of dates and times)

ISO 11138(所有部分)　医疗保健产品灭菌　生物指示物系统(Sterilization of health care products—Biological indicators systems)

ISO 11607　最终灭菌医疗器械包装(Packaging for terminally sterilized medical devices)

ISO 18472　医疗保健产品灭菌　生物与化学指示物　测试设备(Sterilization of health care products—Biological and chemical indicators—Test equipment)

3　术语和定义

下列术语和定义适用于本文件。

3.1

洇开　bleed
超出指示剂印刷边界的指示剂的迁移。

3.2

关键变量　critical variable
灭菌过程中必需的参数(并要求监测)。

3.3

终点　endpoint
指示物暴露于规定的标定值后,出现的由制造商定义的可观察到变化的点。

3.4

渐进反应 graduated response

暴露于一个或多个允许评估达到水平的过程变量后,出现的渐进的可视变化。

3.5

指示物 indicator

指示剂与其衬底以最终应用形式的组合(参见附录 E)。

注:与特定测试负载组合的指示物系统也定义为指示物。

3.6

指示剂/指示试剂 indicator agent/indicator reagent

活性的物质或活性物质的组合(参见附录 E)。

3.7

指示物系统 indicator system

指示剂与其衬底组合,随后用于与特定测试负载组合。

3.8

脱落 off-set

指示剂转移到与指示物表面紧密接触的材料上。

3.9

参数 parameter

过程变量的规定值。

3.10

渗透 penetration

指示剂穿过衬底达到指示剂所在面的反面的迁移。

3.11

饱和蒸汽 saturated steam

处于冷凝和汽化平衡状态之间的水蒸气。

3.12

标定值 stated value;SV

当指示物变化达到指示物制造商定义的终点时,过程关键变量的值或值的范围。

3.13

衬底 substrate

适用于指示剂的载体或支持物质(参见附录 E)。

3.14

变量 variable

灭菌过程的条件,其变化可影响杀灭微生物效果。

3.15

可视变化 visible change

由制造商定义的,指示物暴露于一个或多个过程关键变量后,肉眼可视的变化。

注:可视变化用于描述一类过程指示物反应。

4 分类

4.1 概述

在 GB 18282 的随后部分,指示物是通过它们的预期用途进行分类。本部分所描述的化学指示物被分成六类,化学指示物中的每一个类型根据它们用于使用的灭菌过程而进一步划分,分类结构仅表示特性及使用由制造商定义的每个型号指示物的预期用途。这种分类没有等级意义。

4.2 一类:过程指示物

过程指示物预期用于单个单元(如灭菌包、容器),用于表明该灭菌单元曾直接暴露于灭菌过程,并区分已处理过和未处理的灭菌单元。它们应对灭菌关键过程变量中的一个或多个起反应(见表1~表6)。

4.3 二类:用于特定测试的指示物

二类指示物预期用于相关灭菌器/灭菌标准中规定的特定测试步骤。

注:特定测试指示物(二类指示物)的要求在 GB 18282 的其他部分中给出。

4.4 三类:单变量指示物

单变量指示物应对灭菌关键变量的其中一个起反应(见5.2),并用于表明在其所暴露的灭菌过程中它所起反应的那个变量达到了标定值的要求(见5.7和5.8)。

4.5 四类:多变量指示物

多变量指示物应对灭菌关键变量中的两个或多个起反应(见5.2),并用于表明在其所暴露的灭菌周期中它所起反应的那些变量达到了标定值的要求(见5.7和5.8)。

4.6 五类:整合指示物

整合指示物应对所有灭菌关键变量起反应,产生的标定值等同于或超过 ISO 11138 系列标准所给出的对生物指示物的性能要求(见第11章~第13章)。

4.7 六类:模拟指示物

模拟指示物是灭菌周期验证指示物,它应对特定灭菌周期的所有灭菌关键变量起反应,其标定值是从特定灭菌过程的关键变量中产生的。

5 一般要求

5.1 本章规定的要求适用于所有的指示物,除在 GB 18282 的随后部分或章中特别排除或修订外。
5.2 对于不同灭菌过程,下列参数被定义为关键变量:
——蒸汽:时间、温度和水(通过饱和蒸汽传输);
——干热:时间和温度;
——环氧乙烷:时间、温度、相对湿度和环氧乙烷(EO)浓度;
——辐照:总吸收剂量;
——蒸汽-甲醛:时间、温度、水(通过饱和蒸汽传输)和甲醛浓度;
——汽化过氧化氢:时间、温度、过氧化氢浓度。
5.3 制造商应建立明文规定和维持一个正式的质量体系,用以覆盖本部分规定的所有操作。
注:GB/T 19001 和 YY/T 0287 描述了质量体系设计、制造和测试的要求。
5.4 每一指示物应清晰标记适用于预期使用的过程类型(见5.6和5.7),包括指示物的类别(见第4章),对于三类、四类、五类、六类指示物,还包括标定值。

如果指示物的尺寸和规格不允许这些信息以每厘米6个字符或更大的字体进行标记时,这些信息应在标签上和/或使用说明书中提供。

5.5 对于制造商规定的指示物有效期,应符合本部分要求(参见附录 A)。

5.6 灭菌过程的缩写描述应与下列符号一致:

$\boxed{\text{STEAM}}$:所有蒸汽灭菌过程。

$\boxed{\text{DRY}}$:所有干热灭菌过程。

$\boxed{\text{EO}}$:所有环氧乙烷灭菌过程。

$\boxed{\text{IRRAD}}$:所有辐照灭菌过程。

$\boxed{\text{FORM}}$:所有蒸汽-甲醛灭菌过程。

$\boxed{\text{VH}_2\text{O}_2}$:所有汽化过氧化氢灭菌过程。

这些描述均是符号,不宜被翻译使用。

5.7 如果指示物是预期用于特定灭菌周期,这些信息应在指示物上标示或编码。例如:

$\boxed{\text{STEAM}}$

121 ℃ 15 min

(见 3.12 和 5.6)

5.8 指示物的每个包装或附在包装里的技术信息说明书应提供下列信息:

a) 预期发生的变化;对于颜色变化的指示物,如果颜色变化不能准确描述,则提供预期颜色范围的变化和不变化指示物的样品;

b) 指示物反应的关键变量,它们的标定值(如适用);

c) 分类(见第 4 章),过程(见 5.6),指示物预期用途(见 5.7);

d) 使用前和使用后的贮存条件;

e) 在规定的贮存条件下的有效日期,或生产日期加保存期限,标示应符合 ISO 8601 的规定(例如:YYYY-MM);

f) 提供可溯源的唯一编码(例如批次号码);

g) 确保指示物正常功能的使用说明书;

h) 在指示物预期使用中,对指示物性能有不良影响的任何可能遇见的干扰物质,或者可能发生的情况;

i) 在使用期间和/或使用后需采取的任何安全预防措施;

j) 制造商或供应商的名称和地址;

k) 当按制造商说明书规定贮存完全/不完全变化的指示物时,任何可能发生的变化的性质。

注:国家或者地方法规可以包括附加的或者不同的要求。

5.9 制造商应保留文件证据,证明指示物在用于其指定的灭菌过程进行前、进行中及进行后,均不释放任何已知的、足以损害健康或对被灭菌产品的预期性能产生损害的有毒物质。

6 性能要求

6.1 概述

6.1.1 当指示物暴露于灭菌过程期间所有变量均已达到或者超过产生可视变化、渐进反应以及终点的水平时,这些变化按照指示物制造商的规定贮存条件,从使用日期开始不少于六个月时间应保持不变。

6.1.2 不完全变化的指示物在贮存中会变质,或回到不变化的条件或缓慢完成变化反应。如果发生了此类的变质,这些信息应在制造商提供的技术信息说明书中声明[见 5.8 k)]。

6.2 一类指示物

6.2.1 指示物暴露后出现的可视变化应清晰可见,并应从浅到深,或从深到浅,或从一种颜色到另一种可辨别的不同颜色(见第 8 章)。

6.2.2 当按照 ISO 11607 在一次性使用包装材料印刷时,指示剂不应洇开或偏移至损害指示物的使用或者对包装材料造成危害的程度。当按 7.2 给出的方法进行测试时(同样见 5.9),其设计的灭菌过程前、中、后不应出现渗透现象。

6.3 二类指示物

GB 18282.3、GB 18282.4 和 GB 18282.5 给出了二类指示物的特定要求。

6.4 三类、四类、五类和六类指示物

6.4.1 指示物暴露于关键变量的标定值之后,出现的终点应清晰可见,并应从浅到深,或从深到浅,或应从一种颜色到另一种可辨别的不同颜色。

6.4.2 当按 7.2 给出的方法进行测试时(同样见 5.9),指示剂不应脱落或者渗透所用的衬底或与其设计的灭菌过程前、中、后所接触的材料。

7 测试方法

7.1 概述

与本部分中第 6 章、第 7 章和第 14 章规定符合的测试,应通过将指示物暴露于规定的条件下执行,以及使用的设备应符合 ISO 18472 的要求,然后检查指示物的符合性。

用于辐照指示物的特定测试方法没有规定,性能要求在 8.5 中规定。

注:二类指示物的测试设备和方法包含在 GB 18282.3、GB 18282.4 和 GB 18282.5 中。

7.2 脱落(转移)

在指示物上放置与衬底相似的第二层,并与指示剂紧密接触。按指示物制造商的规定,在灭菌过程处理指示物,目力检查指示物,其衬底和第二层衬底在灭菌过程前后,符合 6.2.2 或 6.4.2 规定。

7.3 步骤——蒸汽指示物

7.3.1 将指示物装载在一个合适的样品装载架上,样品装载架应不影响指示物的性能。

样品装载架宜能使指示物暴露在指示物制造商规定的测试条件中。不同指示物要求不同样品装载架的设计。咨询制造商的指导意见。

7.3.2 开始测试周期之前,应将抗力仪的内表面加热到所需温度。

7.3.3 将装载好的样品装载架放入抗力仪内,按以下顺序进行操作:

 a) 在 2 min 内将抗力仪抽真空至 4.5 kPa±0.5 kPa[化学指示物制造商可选择规定不同真空深度的使用;如果有具体规定,这信息应包括在每个指示物的包装内,或提供在每个包装的技术信息说明书里(见 5.8)];

 b) 注入蒸汽,在 10 s 内使抗力仪内的温度达到所需的测试温度;

 c) 在规定的暴露时间里保持测试条件;

 d) 在暴露时间末,在 1 min 之内将抗力仪抽真空至 10 kPa 或更低,然后注入空气至环境压力。

7.3.4 将指示物从抗力仪中迅速移出,并按要求进行目力检查,记录结果。

指示物应尽快从抗力仪中移出,以避免在测试中长期暴露于过程关键变量。

7.4 步骤——干热指示物

7.4.1 将指示物装载在一个合适的样品装载架上,样品装载架应不影响指示物的性能。

样品装载架宜能使指示物暴露在指示物制造商规定的测试条件中。不同指示物要求不同样品装载架的设计。咨询制造商的指导意见。

7.4.2 预热抗力仪至规定的测试温度。

7.4.3 将装载好的样品装载架放入抗力仪内,关闭入口并开始过程周期。在抗力仪内,要求达到指示物表面规定温度的时间应不超过 1 min。

7.4.4 在规定的暴露时间内保持测试条件。

7.4.5 在暴露时间末,迅速将样品从抗力仪中移出,并在 1 min 之内冷却至 100 ℃或以下。

7.4.6 将指示物从抗力仪中迅速移出,并按要求进行目力检查,记录结果。

指示物应尽快从抗力仪中移出,以避免在测试中长期暴露于过程关键变量。

7.5 步骤——EO 指示物

7.5.1 将指示物装载在一个合适的样品装载架上,样品装载架应不影响指示物的性能。

样品装载架宜能使指示物暴露在指示物制造商规定的测试条件中。不同指示物要求不同样品装载架的设计。咨询制造商的指导意见。

7.5.2 在开始测试周期前,样品、样品装载架和抗力仪内表面应平衡至规定温度。

7.5.3 将装载好的样品装载架放入抗力仪内,按以下顺序进行操作:

    a) 将抗力仪抽真空至 10 kPa±0.5 kPa[化学指示物制造商可选择规定不同真空深度的使用;如果有具体规定,这信息应包括在每个指示物的包装内,或提供在每个包装的技术信息说明书里(见 5.8)];

    b) 注入足量的水蒸气,将抗力仪内的湿度升至规定的水平;

    c) 在 1 min 之内,注入环氧乙烷气体至规定的浓度(在无气体暴露周期,不应注入环氧乙烷气体;如适用,应注入混合气体至工作压力。测试不应在可能有残留环氧乙烷的容器中进行);

    d) 在规定的暴露时间内保持测试条件;

    e) 在暴露时间末,在 1.5 min 内,将指示物周围的 EO 浓度减少至不再影响指示物的水平。

7.5.4 将指示物从抗力仪中迅速移出,并按要求进行目力检查,记录结果。

指示物应尽快从抗力仪中移出,以避免在测试中长期暴露于过程关键变量。

7.6 步骤——蒸汽甲醛指示物

注:参见附录 D。

7.6.1 准备浓度为 1 mol/L±0.01 mol/L 的甲醛水溶液。该甲醛溶液的浓度应通过使用已确认过的分析方法进行建立。

7.6.2 预热甲醛溶液至 60 ℃±0.5 ℃。

7.6.3 将指示物装载在一个合适的样品装载架上,样品装载架应不影响指示物的性能。

样品装载架宜能使指示物暴露在指示物制造商规定的测试条件中。不同指示物要求不同样品装载架的设计。咨询制造商的指导意见。

7.6.4 将指示物装载在样品装载架上,并浸入甲醛溶液。

确保指示物完全被浸入甲醛溶液中,且不浮于表面。

7.6.5 在规定的暴露时间内保持测试条件。

7.6.6 在暴露时间末,在 1.5 min 内,将指示物周围的甲醛浓度减少至不再影响指示物的水平。并按要求进行目力检查,记录结果。

指示物应尽快从甲醛溶液中移出。

7.7 步骤——汽化过氧化氢指示物

7.7.1 将指示物装载在一个合适的样品装载架上,样品装载架应不影响指示物的性能。

样品装载架宜能使指示物暴露在指示物制造商规定的测试条件中。不同指示物要求不同样品装载架的设计。咨询制造商的指导意见。

7.7.2 在开始测试周期前,样品、样品装载架和抗力仪内表面应平衡至规定温度。

7.7.3 将装载好的样品装载架放入抗力仪内,按以下顺序进行操作:

a) 如有规定,注入足量的水蒸气将抗力仪内的湿度升至规定的水平;

b) 在 2 s 之内,注入汽化过氧化氢至规定的测试条件浓度(在 0 min 的暴露时间,不宜注入过氧化氢);

c) 在规定的暴露时间内保持测试条件;

d) 在暴露时间末,将指示物周围的过氧化氢浓度减少至不再影响指示物的水平。

7.7.4 将指示物从抗力仪中迅速移出,并按要求进行目力检查,记录结果。

指示物应尽快从抗力仪中移出,以避免在测试中长期暴露于过程关键变量。

8 过程(一类)指示物的附加要求

8.1 印刷或使用在包装材料上的过程指示物

过程指示物可以印刷在包装材料上或者出现在自粘标签、袋、包装带(打包胶带)、挂签、插入式标签等上面。

8.2 用于蒸汽灭菌过程的过程指示物

过程指示物暴露于表 1 规定的测试条件,应符合要求。

表 1 用于 STEAM 的一类指示物的测试和性能要求

测试环境	测试时间	测试温度	不变化或与制造商规定的可视变化有显著区别的变化	制造商规定的可视变化
饱和蒸汽	3.0 min±5 s	121^{+3}_{0} ℃	可接受的结果	不可接受的结果
饱和蒸汽	10.0 min±5 s	121^{+3}_{0} ℃	不可接受的结果	可接受的结果
饱和蒸汽	0.5 min±5 s	134^{+3}_{0} ℃	可接受的结果	不可接受的结果
饱和蒸汽	2 min±5 s	134^{+3}_{0} ℃	不可接受的结果	可接受的结果
干热	30 min±1 min	140^{+2}_{0} ℃	可接受的结果	不可接受的结果
注:干热测试用于保证蒸汽灭菌过程指示物只在蒸汽存在的条件下才发生反应。				

8.3 用于干热灭菌过程的过程指示物

过程指示物暴露于表 2 规定的测试条件,应符合要求。

表 2 用于 DRY 的一类指示物的测试和性能要求

测试环境	测试时间	测试温度	不变化或与制造商规定的可视变化有显著区别的变化	制造商规定的可视变化
干热	20 min±1 min	160^{+5}_{0} ℃	可接受的结果	不可接受的结果
干热	40 min±1 min	160^{+5}_{0} ℃	不可接受的结果	可接受的结果

8.4 用于环氧乙烷灭菌过程的过程指示物

过程指示物暴露于表3规定的测试条件,应符合要求。

无 EO 气体测试宜在无 EO 气体残留的条件下进行。如果环氧乙烷在不明显存在的条件下出现颜色变化,则需对完全无 EO 气体进行确认。

表 3 用于 EO 的一类过程指示物的测试和性能要求

测试环境	测试时间	测试温度	相对湿度	气体浓度	不变化或与制造商规定的可视变化有显著区别的变化	制造商规定的可视变化
无 EO 气体	90 min±1 min	60 ℃±2 ℃	≥85%	无	可接受的结果	不可接受的结果
EO 气体测试	5 min±15 s	30 ℃±1 ℃	60%±10%	600 mg/L±30 mg/L	可接受的结果	不可接受的结果
	2 min±15 s	54 ℃±1 ℃				
EO 气体测试	30 min±15 s	30 ℃±1 ℃	60%±10%	600 mg/L±30 mg/L	不可接受的结果	可接受的结果
	20 min±15 s	54 ℃±1 ℃				

注:一些环氧乙烷指示物的反应会被二氧化碳或者其他气体损坏。如果是此类配方的话,损坏可能出现,指示物宜在一个采用不少于80%二氧化碳或者其他气体与环氧乙烷混合的系统中进行测试[见 5.8 h)]。

8.5 用于辐照灭菌过程的过程指示物

过程指示物暴露于表4规定的测试条件,应符合要求。

表 4 用于 IRRAD 的一类过程指示物的测试和性能要求

测试环境	强度	峰值波长	吸收剂量	测试时间	不变化或与制造商规定的可视变化有显著区别的变化	制造商规定的可视变化
紫外辐照	≥3.3 W/m²	254 nm	不适用	120 min±5 min	可接受的结果	不可接受的结果
电离辐照	不适用	不适用	1 kGy±1 kGy	不适用	可接受的结果	不可接受的结果
电离辐照	不适用	不适用	10 kGy±1 kGy	不适用	不可接受的结果	可接受的结果

注:紫外辐照测试是用于保证指示物不会对因疏忽暴露在阳光下的非电离辐照进行反应,已证明水银蒸气灯能提供适合的峰值波长。

8.6 用于蒸汽甲醛灭菌过程的过程指示物

8.6.1 过程指示物暴露于表 5 规定的测试条件,应符合要求。

无甲醛测试宜在无残留甲醛下进行。如果在不明显甲醛存在下出现颜色变化,完全无甲醛需要确认。

表 5 用于 FORM 的一类过程指示物的测试条件和性能要求

测试条件	测试时间	测试温度	气体浓度	不变化或与制造商规定的可视变化有显著区别的变化	制造商规定的可视变化
无甲醛	90 min±1 min	80 ℃±2 ℃	无	可接受的结果	不可接受的结果
甲醛	20 s±5 s	60 ℃±0.5 ℃	1.0 mol/L±0.01 mol/L	可接受的结果	不可接受的结果
甲醛	15 min±15 s	70 ℃±2 ℃	1.0 mol/L±0.01 mol/L	不可接受的结果	可接受的结果

8.6.2 对于在 55 ℃以下或者 65 ℃以上的温度条件下进行操作的蒸汽甲醛灭菌周期指示物,表 5 中描述的测试应在指示物制造商规定的最大温度和甲醛浓度下进行。

> 注:制造商可能需要用蒸汽甲醛过程来完成指示物的附加功能测试,以证明指示物与特定过程的适用性(见 5.7、5.8 和附录 D)。

8.7 用于汽化过氧化氢灭菌过程的过程指示物

过程指示物暴露于表 6 规定的测试条件,应符合要求。

无过氧化氢测试应在无残留过氧化氢情况下进行。如果在无明显过氧化氢存在时出现颜色变化,完全无过氧化氢的状态需要确认。

表 6 用于 VH₂O₂ 的一类过程指示物的测试条件和性能要求

测试条件	测试时间	测试温度	气体浓度	不变化或与制造商规定的可视变化有显著区别的变化	制造商规定的可视变化
无过氧化氢测试	45 min±5 min	50 ℃±0.5 ℃	无	可接受的结果	不可接受的结果
	45 min±5 min	27 ℃±0.5 ℃	无		
过氧化氢测试	7 s±1 s	50 ℃±0.5 ℃	2.3 mg/L±0.4 mg/L	可接受的结果	不可接受的结果
	10 s±1 s	27 ℃±0.5 ℃	2.3 mg/L±0.4 mg/L		
过氧化氢测试	6 min±1 s	50 ℃±0.5 ℃	2.3 mg/L±0.4 mg/L	不可接受的结果	可接受的结果
	10 min±1 s	27 ℃±0.5 ℃	2.3 mg/L±0.4 mg/L		

9 单变量(三类)指示物的附加要求

9.1 应能监测 5.2 所列的关键变量之一。

9.2 在标定值下(测试点 1)测试应达到终点(见表 7)。

9.3 在标定值减去公差下(测试点 2)测试不应达到终点(见表 7)。

10 多变量(四类)指示物的附加要求

10.1 应能监测 5.2 所列的两个或多个的关键变量。

10.2 在标定值下(测试点 1)测试应达到终点(见表 7)。

10.3 在标定值减去整合公差下(测试点 2)测试不应达到终点(见表 7)。

10.4 用于蒸汽和蒸汽甲醛的多变量指示物,在干热条件下的时间和温度标定值测试时,即:在无水分,但所有参数都在标定值下,指示物不应达到终点(见表 7)。

> 注:干热测试是用于保证蒸汽和蒸汽甲醛用多变量指示物所需的用于反应的蒸汽的存在。

表 7 三类和四类指示物的测试和性能要求

灭菌过程	测试点[a]	测试时间	测试温度	灭菌剂浓度 mg/L	相对湿度 %
蒸汽	1	SV	SV−0 ℃		
	2	SV(1−25%)	SV−2 ℃		
干热	1	SV	SV−0 ℃		
	2	SV(1−25%)	SV−5 ℃		
环氧乙烷	1	SV	SV−0 ℃	SV	>30
	2	SV(1−25%)	SV−5 ℃	SV(1−25%)	>30
蒸汽甲醛	1	SV	SV−0 ℃	SV	
	2	SV(1−25%)	SV−3 ℃	SV(1−20%)	
注:多变量(四类)指示物测试的示例,参见附录 B。					
[a] 测试点 1:当指示物在标定值下测试时应达到其终点。 测试点 2:当指示物在所有标定值减去整合允差下测试时不应达到终点。					

11 蒸汽整合(五类)指示物的附加要求

> 注:参见附录 C。

11.1 蒸汽过程整合指示物应经历一终点,指示暴露在已达 11.2~11.10 给出的相应允差范围内各个规定变量的蒸汽灭菌周期。

11.2 应规定 121 ℃时的标定值时间,并应不少于 16.5 min。

11.3 暴露于 121 ℃±0.5 ℃,相当于 121 ℃时标定值时间的饱和蒸汽条件下,整合指示物应达到或超过其终点(通过条件)。

11.4 暴露于 121 ℃±0.5 ℃,相当于 121 ℃时 63.6%标定值时间的饱和蒸汽条件下,整合指示物不应达到其终点(失败条件)。

11.5 在 135 ℃±0.5 ℃和在 121 ℃~135 ℃范围内的一个或多个等差温度测试点的干饱和蒸汽条件下,指示物反应终点应被确立。在这些温度测试点下达到终点的时间应是制造商确定的并给出的标定值。

11.6 整合指示物温度系数应通过 lgSV 和/或 SV 对温度所绘出的曲线的斜率进行确定。

> 注:在这些附加温度下制造商的标定值可用于确定整合指示物的温度系数。

11.7 整合指示物温度系数应不小于 6 ℃,并且不大于 14 ℃,且通过最小二乘回归曲线的数据分析建立的曲线相关系数应不小于 0.9。

11.8 暴露于 135 ℃±0.5 ℃,相当于 135 ℃时 63.6％标定值时间(已确定)的饱和蒸汽条件下,整合指示物不应达到终点(失败条件)。

11.9 暴露于 11.5 中使用的温度,相当于 63.6％标定值时间(已确定)的饱和蒸汽条件下,整合指示物不应达到终点(失败条件)。

11.10 暴露于 137^{+1}_{0} ℃,30^{+1}_{0} min 的干热条件下,整合指示物不应达到终点。

11.11 制造商应明确说明任何可能对灭菌过程效力产生不良影响的,但又不能被指示物所检测到的,或通过保证获得满意关键变量仍未被检测到的因素[见 5.8 h]。

注:一些认证机构要求蒸汽整合指示物性能的证明与适当的生物指示物同时进行。

12 干热整合(五类)指示物的附加要求

12.1 干热过程整合指示物应经历清晰、可以觉察的变化,指示暴露在已达 12.2～12.9 给出的相关允差范围内各个规定变量的干热灭菌周期。

12.2 应规定 160 ℃时的标定值时间,并应大于 30 min。

12.3 暴露于 160 ℃±1.5 ℃,相当于 160 ℃时标定值时间的干热条件下,整合指示物应达到或超过终点(通过条件)。

12.4 暴露于 160 ℃±1.5 ℃,相当于 160 ℃时 63.6％标定值时间的干热条件下,整合指示物不应达到终点(失败条件)。

12.5 在 180 ℃±1.5 ℃和一个或多个下列温度:140 ℃±1.5 ℃、170 ℃±1.5 ℃的干热条件下,终点应确定。在这些温度下达到终点的时间应是制造商规定的标定值(已确定)。

12.6 整合指示物的温度系数应通过 lgSV 和/或 SV 对温度所绘出的曲线的斜率进行确定。

注:在这些附加温度下制造商的标定值可用于确定整合指示物的温度系数。

12.7 整合指示物温度系数应不小于 20 ℃,并且不大于 40 ℃,且通过最小二乘回归曲线的数据分析建立的曲线相关系数应不小于 0.9。

12.8 暴露于 180 ℃±1.5 ℃,相当于 180 ℃时 63.6％标定值时间(已确定)的干热条件下,整合指示物不应达到终点(失败条件)。

12.9 暴露于 12.5 中所用的 140 ℃±1.5 ℃、170 ℃±1.5 ℃,相当于 63.6％标定值时间(已确定)的干热条件下,整合指示物不应达到终点(失败条件)。

12.10 制造商应明确说明任何可能对灭菌过程效力产生不良影响,但又不能被指示物所检测到,或通过保证获得满意关键变量仍未被检测到的因素[见 5.8 h]。

注:一些认证机构要求蒸汽整合指示物性能的证明与适当的生物指示物同时进行。

13 环氧乙烷整合(五类)指示物的附加要求

注:参见附录 C。

13.1 环氧乙烷过程整合指示物应经历一清晰、可以觉察的变化,指示暴露在已达 13.2～13.5 给出的相应允差范围内各个规定变量的环氧乙烷周期。

13.2 在 54 ℃±0.5 ℃,600 mg/L±30 mg/L,相对湿度 60％±10％下的标定值时间应至少 30 min,和/或在 37 ℃±0.5 ℃,600 mg/L±30 mg/L,相对湿度 60％±10％下的标定值时间应至少 9 0min(见 5.7 和 5.8)。

13.3 暴露于 54 ℃±0.5 ℃,600 mg/L±30 mg/L,相对湿度 60％±10％,相当于标定值时间的环氧乙烷过程,和暴露于 37 ℃±0.5 ℃,600 mg/L±30 mg/L,相对湿度 60％±10％,相当于标定值时间的环氧乙烷过程,整合指示物应达到终点(通过条件)。

13.4 暴露于 54 ℃±0.5 ℃,600 mg/L±30 mg/L,相对湿度 60%±10%,相当于 66.7%标定值时间的环氧乙烷过程,和暴露于 37 ℃±0.5 ℃,600 mg/L±30 mg/L,相对湿度 60%±10%,相当于 66.7%标定值时间的环氧乙烷过程,整合指示物不应达到终点(失败条件)。

13.5 暴露于 54 ℃±0.5 ℃,相对湿度 60%±10%,相当于标定值时间的无环氧乙烷条件下,和暴露于 37 ℃±0.5 ℃,相对湿度 60%±10%,相当于标定值时间的无环氧乙烷条件下,整合指示物不应达到终点(失败条件)。

注:一些认证机构要求蒸汽整合指示物性能的证明与适当的生物指示物同时进行。

13.6 制造商应明确说明任何可能对灭菌过程效力产生不良影响,但又不能被指示物所检测到,或通过保证获得满意关键变量仍未被检测到的因素[见 5.8 h)]。

14 模拟(六类)指示物的附加要求

14.1 模拟指示物应按 5.2 列出的所有关键变量进行设计,并经历一终点,指示暴露在已达表 8 给出的相应允差范围内各个规定变量的某个灭菌周期。

14.2 模拟指示物在标定值下(测试点 1)测试时,应达到终点(通过条件)。

14.3 模拟指示物在标定值减去整合公差(测试点 2)测试时,不应达到终点(失败条件)。

14.4 用于蒸汽的模拟指示物暴露于 137^{+1}_{0} ℃,30^{+1}_{0} min 的干热条件下,不应达到终点。

注:干热测试用于保证蒸汽用模拟指示物所需的用于反应的蒸汽的存在。

14.5 制造商应明确说明任何可能对灭菌过程效力产生不良影响的,但又不能被指示物所检测到的,或通过保证获得满意关键变量仍未被检测到的因素[见 5.8 h)]。

表 8 六类指示物测试和性能要求

灭菌过程	测试点[a]	测试时间 min	测试温度	气体浓度 mg/L	相对湿度 %
蒸汽	1	SV	SV−0%		
	2	SV(1−6%)	SV−1%		
干热	1	SV	SV−0%		
	2	SV(1−20%)	SV−1%		
环氧乙烷	1	SV	SV−0%	SV	>30
	2	SV(1−10%)	SV−2%	SV(1−15%)	>30
注:模拟(六类)指示物测试的示例,参见附录 B。					
[a] 测试点 1:当指示物在标定值下测试时应达到其终点(通过条件)。 测试点 2:当指示物在所有标定值减去组合允差下测试时不应达到终点(失败条件)。					

附　录　A

（资料性附录）

证明产品有效期的方法

A.1　产品有效期的确定应按照测试前订立的书面方案进行测试。书面方案宜规定样品尺寸、抽样方法和数据计算的要求。

　　注：国家或地方法规包括附加或不同要求，遵循质量管理标准（特别是 GB/T 19001 和 YY/T 0287）可能要求附加或不同的规定。

A.2　产品的样品应保存在常规包装内，贮存于不低于最大温湿度推荐值的环境中。这些条件应被控制和监测。

A.3　所有产品的特征在有效期期间应保持其原有的性能指标。

A.4　所有贮存测试结果应在测试结束后保留有效期加 1 年的时间。此后，在产品销售期间应保留结论性报告。

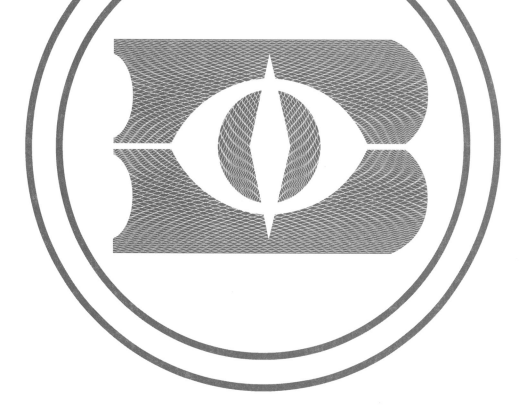

附　录　B

（资料性附录）

测试指示物的示例

B.1　测试干热过程单变量（三类）指示物的示例

标定值为 160 ℃ 的指示物。

制造商应指明该指示物的性能是在标定值为 160 ℃ 的条件下进行鉴定的（见 5.8）。当在 160 ℃（标定值，测试点 1）测试时，使用本部分规定的测试方法，指示物应达到其终点。当在 155 ℃（标定值减允差，测试点 2）（见注）测试时，指示物不应达到其终点。没有要求在测试点 1 和测试点 2 之间测试指示物，但是，如果指示物将在测试点 1 和测试点 2 之间进行测试，它可能产生一个不明确的结果（即：指示物可能达到终点或不能达到终点）。

注：参照表7，单变量（三类）指示物测试温度的允差是－5 ℃，因此，160 ℃－5 ℃＝155 ℃，这成为测试点 2。

B.2　测试蒸汽过程多变量指示物的示例

标定值为 121 ℃、15 min 的指示物。

制造商应指明该指示物的性能是在标定值为 121 ℃、15 min 的条件下进行鉴定的（见 5.7 和 5.8）。制造商也可以给出在不同温度和时间下产品的附加标定值。当在 121 ℃、15 min（标定值，测试点 1）测试时，使用本部分规定的测试方法，指示物应达到终点。当在 119 ℃、11 min 15 s（标定值减去温度和时间公差或测试点 2）测试时，指示物不应达到终点（见注）。没有要求在测试点 1 和测试点 2 之间测试指示物，如果指示物将在测试点 1 和测试点 2 之间进行测试，它可能产生一个不明确的结果（即：指示物可达到终点或不达到终点）。

注：参照表7，多变量（四类）指示物测试温度的允差是－2 ℃，测试时间的允差是－25％（15 min 的 25％ 是 3 min 45 s）。因此，121 ℃－2 ℃＝119 ℃，15 min 减去 3 min 45 s 等于 11 min 15 s，这成为测试点 2。

B.3　测试整合（五类）指示物的示例

整合指示物的测试步骤和背景参见附录 C。

B.4　测试蒸汽过程模拟（六类）指示物的示例

标定值为 134 ℃ 和 3.5 min 的指示物。

制造商应指明该指示物的性能在标定值为 134 ℃、3.5 min 的条件下进行鉴定的（见 5.7 和 5.8）。制造商也可以给出在不同温度和时间下产品的附加标定值。当在 134 ℃、3.5 min 测试时（标定值，测试点 1）使用本部分规定的测试方法，指示物应达到终点。当在 133 ℃、3 min 17 s（标定值减去温度和时间公差或测试点 2）测试时，指示物不应达到终点（见注）。没有要求在测试点 1 和测试点 2 之间测试指示物，如果指示物将在测试点 1 和测试点 2 之间进行测试，它可能产生一个不明确的结果（即：指示物可达到终点或不达到终点）。

注：参照表8，模拟（六类）指示物测试温度的允差是－1 ℃，测试时间的允差是－6％[30 min 30 s 的 6％ 是 12.6 s（上舍入至 13 s）]，因此，134 ℃－1 ℃＝133 ℃，3 min 30 s 减去 13 s 等于 3 min 17 s，这成为测试点 2。

附 录 C

（资料性附录）

整合指示物的要求的原理及其与 ISO 11138 规定的生物指示物的要求和微生物灭活的关联性

C.1 蒸汽

C.1.1 概述

当暴露于灭菌过程的关键变量时，整合指示物是以生物指示物相似的方式进行反应。基于本部分的目的，整合指示物的性能与 ISO 11138-3 规定的湿热灭菌的生物指示物的最小要求相关联。以下提供背景信息，五类整合指示物要求的具体原理在第 11 章中规定。

C.1.2 背景信息

ISO 11138-3 规定用于湿热蒸汽灭菌过程的生物指示物应有一不小于 1.5 min 的 D_{121} 值，最小菌量为 $1×10^5$，以及 z 值大于 6。对于许多种类的嗜热脂肪芽胞杆菌，z 值通常更加接近 10(ISO 14161)。与湿热过程的确认相关的理论计算，例如：F_0，通常使用 z 为 10(Pflug1999[18])。

生物指示物的性能可以通过存活杀灭窗口期(SKW)来定义，采用 121 ℃和以上规定变量的最小值，通常是：存活 4.5 min 和在 13.5 min 灭活。可通过以下公式计算出 SKW 值：

$$存活时间 = (\lg P - 2) × D_{121}$$
$$杀灭时间 = (\lg P + 4) × D_{121}$$

式中：

lg ——底数是 10 的对数；

P ——标称菌量；

D_{121}——在 121 ℃时的 D 值，单位为分(min)。

C.2 整合指示物标定值(SV)与生物指示物失活之间的关联

为了获得至少 $1×10^{-6}$ 的微生物菌量灭活水平，有必要将一个 $D_{121} = 1.5$ min、菌量为 $1×10^5$ 的生物指示物暴露于 121 ℃、16.5 min 的条件下。

因为：

$$(\lg 10^5 - \lg 10^{-6}) × 1.5 = 16.5 \text{ min}$$

因此对于五类整合指示物的最小标定值，即：在 121 ℃ 达到终点的时间，要求不小于 16.5 min。通过规定最小标定值为 16.5 min，在整合指示物终点、等效生物指示物的满意灭活水平以及与之对应的最终灭菌过程的目标之间建立了直接的关系。

在制造商规定标定值为 121 ℃、大于 16.5 min 的情况下，整合指示物达到其终点时将会获得更高的灭菌水平（因此安全系数更高）。尽管如此，当测试暴露于等同标定值时间时，整合指示物宜达到或者超过其终点。

以上描述的是整合指示物通过或者可接受条件。

考虑到失败条件，理论上，当暴露时间足够用来将菌量减少至少于一个生存有机体时，单个生物指示物将显示不增长。但是，当实际中使用多个生物指示物时，由于与生物学系统相关联的自然变化，暴露时间将会大于以上规定的时间。通常是,如果测试 50 或更多生物指示物,那么排除任何阳性的生长所需要的时间为将菌量减少至小于 10^{-2} 理论水平所需要的时间(ISO 14161)。SKW 的确定表征了所需增加暴露时间的多少,因此$(\lg P+4)\times D$ 的暴露时间用于定义杀灭时间。即在杀灭至一个存活的微生物后再减少 4 个对数值,也就是 1×10^{-4}。因此,它可以推测一些生物指示物在 10^{-2} 暴露水平显示阳性增长,而在 10^{-4} 暴露水平不增长。

将最大菌量为 10^5 和 $D=1.5$ min 的生物指示物,在 121 ℃时减少 7 个对数值而达到 10^{-2} 的杀灭水平作为标准,以此定义整合指示物的失败反应。失败反应的暴露时间为:

$$(\lg P+2)\times D = 10.5 \text{ min}$$

因此,当暴露于 121 ℃、10.5 min 时,整合指示物不宜达到终点。然而,制造商在 121 ℃规定的标定值可能大于 16.5 min,因此,失败条件须与此值相关联且不少于 10.5 min,使用 10.5 min 作为失败的底线,16.5 min 作为通过的底线:

$$\frac{10.5}{16.5}=0.636$$

因此,对于标定值超过 16.5 min 的指示物,测试失败的暴露时间宜是标定值的 63.6%。因此,当暴露于 121 ℃、标定值的 63.6%时,必须显示失败反应或不通过反应。

与生物指示物相比,整合指示物的标定值与菌量减少 11 个对数值的时间相关。标定值的 63.6%与菌量减少 7 个对数值的时间相关。因此,符合 ISO 11138-3 的生物指示物的 D 值与整合指示物的标定值有如下关系:

$$(\lg P+6)\times D = \text{SV}$$
$$(5+6)\times 1.5 = 16.5$$

即,菌量减少 11 个对数值达到 1×10^{-6} 的灭活水平。

因此:

$$D=\frac{\text{SV}}{(\lg P+6)}=\frac{\text{SV}}{11}$$

在生物指示物中,存活数将被观察,当暴露时间(存活时间,ST)是:

$$(\lg P+2)\times D = \text{ST}$$

将 D 替换:

$$(\lg P+2)\times \frac{\text{SV}}{11}=\text{ST}$$

当前:

$$\lg P+2 = 7$$

因此:

$$\text{SV}\times\frac{7}{11}=\text{SV}\times 0.636=\text{ST}$$

因此,整合指示物的存活时间,即:整合指示物的失败反应,从而不能达到终点的时间,是标定值时间的 63.6%。

C.3 与 ISO 11140-1:1995(GB 18282.1—2000)中整合指示物要求的比较

ISO 11140-1:1995(GB 18282.1—2000)规定整合指示物暴露于温度标定值减 1 ℃、时间标定值减 15%的条件下应显示失败反应。如标定值为 121 ℃、16.5 min 的整合指示物,当整合指示物暴露于 120 ℃、14.025 min 时,宜观察到失败条件。与此关联的生物指示物反应,如果 D_{121} 为 1.5、z 值为 10 ℃ 的指示物,那么 D 在 120 ℃时是:

$$D_{120}=D_{121}\times 10^{-[(T_1-T_{ref})10]}$$

式中：

D_{120}——120 ℃的 D 值；

D_{121}——121 ℃的 D 值；

T_1 ——工作温度(在此是 120 ℃)；

T_{ref} ——参考温度(在此是 121 ℃)。

$D_{120}=1.5\times 10^{-[(120-121)/10]}=1.88$ min。

假设生物指示物的菌量为 1×10^5，那么将生物指示物暴露于 120 ℃、14.025 min,所获得的对数值减少将是：

$$\frac{14.025}{1.88}=7.427$$

即：减少 7.4 个对数值。

因此，生物指示物存活水平的对数值将是：

$$5-7.427=-2.427$$

因此，存活菌量将是：

$$1\times 10^{-2.427}=3.7\times 10^{-3}$$

这与本部分的要求很接近，即当整合指示物的暴露时间产生减少 7 个对数值，即降低至 1×10^{-2} 时,宜显示灭菌失败。

因此对于这个示例来说，本部分列出的要求与以前的要求相当接近。

当生物指示物的 z 值为 6 时，那么其在 120 ℃的 D 值应为：

$$D_{120}=1.5\times 10^{-[(120-121)/6]}=2.2 \text{ min}$$

假设生物指示物的菌量为 1×10^5，那么将生物指示物暴露于 120 ℃、14.025 min 所获得的对数值减少将是：

$$\frac{14.025}{2.2}=6.375$$

因此：生物指示物存活水平将是：

$$5-6.375=-1.375=\lg(4.6\times 10^{-2})$$

考虑到 z 值为 14 的生物指示物：

$$D_{120}=1.5\times 10^{-[(120-121)/14]}=1.768\ 1 \text{ min}$$

假设生物指示物的菌量为 1×10^5，那么将生物指示物暴露于 120 ℃、14.025 min 所获得的对数值减少将是：

$$\frac{14.025}{1.768\ 1}=7.93$$

因此：生物指示物存活水平将是：

$$5-7.93=-2.9=\lg(1.25\times 10^{-3})$$

对以上的总结见表 C.1。

表 C.1 生物指示物存活水平

z 值	$z=6$	$z=10$	$z=14$
生物指示物存活水平	4.6×10^{-2}	3.7×10^{-3}	1.25×10^{-3}

在最高温度下检查相同的数据：

如果整合指示物标定值为 135 ℃、0.66 min,生物指示物的 D_{121} 值为 1.5、菌量为 1×10^5、z 值为

10 ℃，那么在 135 ℃下的 D 值将是：

$$D_{135} = 1.5 \times 10^{-[(135-121)/10]} = 0.06 \text{ min}$$

达到通过或可接受的灭菌条件，需要减小 11 个对数值：

$$11 \times 0.06 \text{ min} = 0.66 \text{ min}$$

对于失败或不可接受的灭菌条件，需要减少 7 个对数值：

$$7 \times 0.06 \text{ min} = 0.42 \text{ min}$$

按照要求，整合指示物的暴露时间为其标定值的 63.6％时，宜指示灭菌失败，即：

$$0.66 \times 0.636 = 0.42 \text{ min}$$

根据之前定义的灭菌失败标准："温度标定值－1 ℃"及"时间标定值－15％"，得到在 134 ℃时为 0.56 min。

对于生物指示物：

$$D_{134} = 1.5 \times 10^{-[(134-121)/10]} = 0.075 \text{ min}$$

因此，暴露 0.56 min 减少的对数值是：

$$\frac{0.56}{0.075} = 7.47$$

因此，存活水平将是：

$$5 - 7.47 = -2.47 = \lg(3.3 \times 10^{-3})$$

这也与以上声称失败的可接受水平接近，即：1×10^{-2}。

C.4 环氧乙烷

ISO 11138-2 规定了环氧乙烷(EO)生物指示物在 54 ℃、相对湿度 60％、600 mg/L、最大菌量为 1×10^6 下，D 值应不小于 2.5 min。生物指示物的性能可以通过存活杀灭窗口期(SKW)来定义，通常是：在 54 ℃，基于以上规定的最小值，存活时间至少 10 min，杀灭时间不超过 25 min。可计算出 SKW 值从：

$$存活时间 = D \times (\lg P - 2)$$
$$杀灭时间 = D \times (\lg P + 4)$$

通常是为了得到一个最终的微生物存活菌量为 1×10^{-6} 的置信度，这样产品才可以标示为无菌。

基于以上信息，有必要将 $D = 2.5$、菌量为 1×10^6 的生物指示物暴露于 54 ℃、600 mg/L 和相对湿度 60％的条件下 30 min，以获得 10^{-6} 的灭菌水平。

即：

$$(\lg 10^6 - \lg 10^{-6}) \times 2.5 = 30.0 \text{ min}$$

因此，对于五类整合指示物而言，为充分达到等效生物指示物的灭活因子，其最小标定值，即达到终点所需时间，不宜少于 30.0 min。

当标定值在 54 ℃、相对湿度 60％和 600 mg/L 条件下大于 30.0 min 时，当其达到终点时，就可以获得一个更高的灭活水平。无论如何，五类指示物的暴露时间达到其标定值时，宜达到或超过其终点。

以上描述了通过条件，以下将描述失败条件。

理论上，当暴露时间足够用来将菌量减少至少于一个生存有机体时，单个生物指示物将显示不增长。但是，当实际使用多个生物指示物时，由于生物系统的自然差异，其暴露时间将会大于以上规定的时间。通常是，如果测试 50 或更多生物指示物，那么将菌量减少至小于 10^{-2} 理论水平的暴露时间要求排除任何阳性的增长。它反映在存活/灭活特性的计算中，$(\lg P + 4) \times D$ 的暴露时间用于定义杀灭时间，即在杀灭至一个存活的微生物后再减少 4 个对数值，也就是 1×10^{-4}。因此，我们可以推测一些生物指示物在 10^{-2} 暴露水平显示阳性增长，而在 10^{-4} 暴露水平不增长。

当整合指示物在 54 ℃、600 mg/L、相对湿度 60%、最大菌量为 1×10^6 和 $D=2.5$，减少 8 个对数值达到 10^{-2} 的水平作为失败反应的标准，以此定义整合指示物的失败反应。要求的暴露时间是：

$$(\lg P + 2) \times D = 20 \text{ min}$$

因此，当暴露于 54 ℃、600 mg/L 和相对湿度 60%，20 min 或更少时不宜达到终点。然而，制造商在 54 ℃ 规定的标定值可能大于 30 min，因此，失败条件须与此值相关联并不少于 20 min，使用 20 min 作为失败的底线，30 min 作为通过的底线：

$$\frac{20}{30} = 0.667$$

因此，对于标定值超过 30 min 的指示物，测试的失败条件的暴露时间宜是标定值的 66.7%，因此，当暴露于 54 ℃、600 mg/L、相对湿度 60%、标定值的 66.7% 条件下，须显示失败反应。

从生物学角度看，标定值与要求获得菌量减少 12 个对数值的时间有关，整合指示物标定值的 63.6% 与要求获得菌量减少 8 个对数值的时间有关。

附　录　D

（资料性附录）

蒸汽甲醛指示物液相测试方法的原理

D.1　概述

为了在可重复方式下测试指示物,有必要使用特定的测试仪器(抗力仪)和方法。对于低温蒸汽甲醛过程来讲,在抗力仪内很难产生一个稳定的甲醛气体浓度,因为在注入容器的时候有一定量的甲醛溶于生成的冷凝水滴中,依赖于具体温度的不同,甲醛此时在水中的浓度比在气相中的浓度高 1 000 倍～10 000 倍(Gömann et al[9])。

因此,ISO 11138-5 中使用液相测试方法,在方法中明确规定了甲醛浓度,并允许重复的条件。

D.2　低温蒸汽甲醛过程

即使在持续的蒸汽条件和稳定的甲醛气体浓度下,灭菌过程很大程度上取决于灭菌器腔体的设计以及装载物品的性质。蒸汽甲醛过程可以简单地划分为两个阶段:

a)　和蒸汽灭菌过程一样,在装载物品的表面上将迅速产生一层冷凝水;

b)　因为甲醛在气相和液相之间平衡条件下的浓度相差很大(1/1 000～1/10 000),此平衡出现所需时间相对比较长,在实际条件下,它可能需要 10 min～2 h 的时间段。

灭菌过程的杀灭效果因此很大程度上取决于液相甲醛的浓度,即:表面冷凝物。很难按绝对值确定获得这些平衡条件时所花费的时间。

D.3　化学指示物

对于无水溶性成分的化学指示物,基于以上所述的原因,建议使用类似液相的测试方法。然而,对于确实含有水溶性成分的化学指示物,指示物可能必须在气相条件下使用符合 ISO 11138-5 要求的生物指示物作为测试过程参考并且在一个蒸汽甲醛灭菌器里进行测试和校准。这种情况同样适用于除一类指示物之外的指示物。

附　录　E

（资料性附录）

指示物组成之间的关系

指示物组成之间的关系见图 E.1。

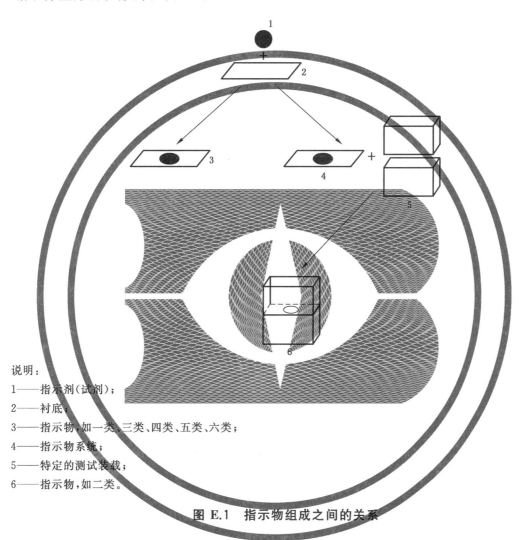

说明：

1——指示剂（试剂）；

2——衬底；

3——指示物，如一类、三类、四类、五类、六类；

4——指示物系统；

5——特定的测试装载；

6——指示物，如二类。

图 E.1　指示物组成之间的关系

参 考 文 献

[1] GB 18279 医疗器械 环氧乙烷灭菌确认和常规控制(GB 18279—2000,ISO 11135:1994, IDT)

[2] GB 18280 医疗保健产品灭菌 确认和常规控制要求 辐射灭菌(GB 18280—2000, ISO 11137:1995,IDT)

[3] GB/T 19001 质量管理体系 要求(GB/T 19001—2008,ISO 9001:2008,IDT)

[4] GB/T 19972 医疗保健产品灭菌 生物指示物 选择、使用及检验结果判断指南 (GB/T 19972—2005, ISO 14161:2000,IDT)

[5] GB/T 27025 检测和校准实验室能力的通用要求(GB/T 27025—2008,ISO/IEC 17025: 2005,IDT)

[6] YY/T 0287 医疗器械 质量管理体系 用于法规的要求(YY/T 0287—2003,ISO 13485: 2003,IDT)

[7] YY/T 0615.1 标示无菌医疗器械的要求 第 1 部分:最终灭菌医疗器械的要求 (YY/T 0615.1—2007, EN 556-1:2001,IDT)

[8] EN 285 Sterilization—Steam sterilization—Large sterilizers

[9] EN 550 Sterilization of medical device—Validation and routine control of ethylene oxide sterilization

[10] EN 552 Sterilization of medical device—Validation and routine control of sterilization by irradiation

[11] EN 554 Sterilization of medical device—Validation and routine control of sterilization by moist heat

[12] EN 1422 Sterilizers of medical puiposes—Ethylene oxide sterilizers—Requirements and test method

[13] EN 14180 Sterilizers for medical purposes—Low temperature steam and formaldhyde sterilizers—Requirements and testing

[14] EN 45014 General criteria for supplier's declaration of conformity(ISO/IEC Guide 22: 1996)

[15] Gömann, J., Kaiser, U. and Menzel, R., Reaction kinetics of the low-temperature-steam-formaldehyde (LTSF) sterilization process, Central Service, ZentrSteril,8(5)2000,pp 290-296.

[16] ISO 15882 Sterilization of health care products—Chemical indicator—Guidance for the selection use and interpretation of results

[17] ISO 17665 Sterilization of health care products—Moist heat—Guidance for selection,use and interpretation of results

[18] Pflug, I. J., Microbiology and engineering of sterilization process, 10th Edition, Evironmental Sterilization Laboratary,1920 South First Street,Minneapolis,MN55454,USA,1999.

[19] Russell,A.D.,The destruction of bacterial spore,Academic Press,London,1982.

ICS 11.080.99
C 47

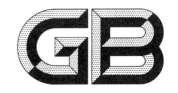

中华人民共和国国家标准

GB/T 32310—2015/ISO 15882:2008

医疗保健产品灭菌 化学指示物
选择、使用和结果判断指南

Sterilization of health care products—Chemical indicators—
Guidance for selection,use and interpretion of results

(ISO 15882:2008,IDT)

2015-12-10 发布

2016-09-01 实施

中华人民共和国国家质量监督检验检疫总局
中国国家标准化管理委员会 发布

前　言

本标准按照 GB/T 1.1—2009 给出的规则起草。

本标准使用翻译法等同采用 ISO 15882:2008《医疗保健产品灭菌　化学指示物　选择、使用和结果判断指南》。

本标准做了下列编辑性修改：

——按照 GB/T 1.1 的要求进行了一些编辑上的修改；

——删除了国际标准的前言；

——标准文本中及参考文献中出现的部分国际标准替换为对应的我国标准。

请注意本文件的某些内容可能涉及专利。本文件的发布机构不承担识别这些专利的责任。

本标准由国家食品药品监督管理总局提出。

本标准由全国消毒技术与设备标准化技术委员会(SAC/TC 200)归口。

本标准起草单位:国家食品药品监督管理局广州医疗器械质量监督检验中心、北京吉卡意科技有限公司、北京市医疗器械检验所。

本标准主要起草人:胡昌明、钱英杰、刘培、黄鸿新、黄秀莲。

医疗保健产品灭菌　化学指示物
选择、使用和结果判断指南

1　范围

1.1　本标准为化学指示物的选择、使用和结果判断提供指南,这些化学指示物应用于灭菌过程的定义、确认以及常规监测和全面控制。本标准中的化学指示物是通过物质的物理和/或化学变化来显示其暴露于灭菌过程,用于监视灭菌过程中的一个或多个变量。这些化学指示物不依赖于生命有机体的存活或失活。

1.2　本标准不适用于在物理去除微生物(例如过滤)的过程中所使用的指示物。

1.3　本标准也不适用于在组合过程[例如清洗消毒器或在线清洗(CIP)和在线灭菌(SIP)的组合过程]中使用的指示物。

2　术语和定义

下列术语和定义适用于本文件。

注:ISO/TS 11139[11]提供了医疗保健产品灭菌的一系列术语和定义。

2.1

化学指示物　chemical indicator

非生物指示物　non-biological indicator

根据暴露于某一灭菌过程所产生的化学或物理变化,显现一个或多个预定过程变量变化的测试系统。

[ISO/TS 11139:2006,定义 2.6]

2.2

终点　endpoint

指示物暴露于规定的标定值后,出现的由制造商定义的可观察到变化的点。

[GB 18282.1—2015,定义 3.3]

2.3

指示物　indicator

指示剂与其衬底以最终应用形式的组合。

[GB 18282.1—2015,定义 3.5]

注1:指示物系统与特殊测试负载的组合也定义为指示物。

注2:见附录 E。

2.4

指示剂　indicator agent;indicator reagent

活性物质或活性物质的组合。

[GB 18282.1—2015,定义 3.6]

注:见附录 E。

2.5

过程挑战装置　process challenge device;PCD

对某一灭菌过程构成特定抗力的装置,用于评价该灭菌过程的性能。

[ISO/TS 11139:2006,定义 2.33]

2.6

过程挑战位置 **process challenge location；PCL**

灭菌物品中灭菌介质最难到达的位置。

2.7

过程参数 **process parameter**

过程变量的规定值。

[ISO/TS 11139：2006，定义 2.34]

注 1：灭菌过程的规格包括过程参数及其允差范围。

注 2：见附录 B。

2.8

过程变量 **process variable**

灭菌过程的条件，其变化可影响杀灭微生物效果。

[ISO/TS 11139：2006，定义 2.35]

示例：时间、温度、压力、浓度、湿度、波长。

注：见附录 B。

2.9

抗力仪 **resistometer**

能够产生一特定灭菌过程中物理参数和/或化学参数组合的测试设备。

2.10

饱和蒸汽 **saturated steam**

处于冷凝和汽化平衡状态之间的水蒸气。

[GB 18282.1—2015，定义 3.11]

2.11

标定值 **stated value；SV**

当指示物变化达到指示物制造商定义的终点时，过程关键变量的值或值的范围。

[GB 18282.1—2015，定义 3.12]

2.12

可视变化 **visible change**

由制造商定义的，指示物暴露于一个或多个过程关键变量后，肉眼可视的变化。

注：可视变化用于描述一类过程指示物的反应。

[GB 18282.1—2015，定义 3.15]

3 总则

3.1 所有的化学指示物预期提供关于其在灭菌器、灭菌负载或过程挑战装置内放置处的条件信息。这些信息能提醒使用者注意潜在的灭菌过程失败。

3.2 化学指示物所提供信息的价值与指示物的分类、指示物的数量和放置位置有关，数量和放置位置在灭菌室或负载中要具有代表性。一种装载模式中的代表性放置位置宜在灭菌过程确认中被识别。

3.3 对于化学指示物基本性能的描述包括它的可视变化、渐进反应或"终点"反应。"终点"反应举例来说，可以是某种化学物质的熔化或者是产生规定颜色变化的化学反应。

3.4 许多不同类别的化学指示物适用于不同的灭菌监测需要并提供灭菌过程的信息。一些指示物只针对某一个特定的灭菌问题，例如未到达规定温度而导致的灭菌失败。其他指示物可能不仅仅是对一个过程变量起反应，而是同时对灭菌周期中多个过程变量起反应。

选择最适合的化学指示物类别宜考虑：

——有效灭菌的特征是什么？

——灭菌失败的原因？

——指示物的性能特征？

——产品放行时有哪些有效的无菌保证活动？

一旦选用了某种指示物，只有当它被使用者正确地使用，对其结果进行正确判断并采取合适的措施时，这个化学指示物在无菌保证中才有价值。

3.5　相同类别的化学指示物的反应特性和探测灭菌条件的方式可以不同。GB 18282.1—2015[13]对化学指示物的分类是基于其性能特征(例如，不同的标定值)而不是对特定灭菌过程相关的化学或物理变化。例如在蒸汽灭菌过程中，某些化学指示物暴露在蒸汽中达到最短灭菌时间时才能达到其终点，某些化学指示物只有在灭菌温度达到下限时才能达到其终点，而某些化学指示物只有在灭菌时间和灭菌温度都达到下限后才能达到其终点，还有某些化学指示物只有在灭菌时间、灭菌温度和饱和蒸汽都达到下限后才能达到其终点。在任何情况下，使用者都要将指示物的反应与制造商定义的终点进行比较。

如果化学指示物不能达到其终点，使用机构宜按照文件规程调查存在问题的原因，至少要考虑如下几个方面因素：

a)　灭菌器是否有故障导致指示物不能达到其终点？

b)　产品和/或无菌屏障系统是否有改变？

c)　无菌屏障系统内的负载密度是否增大或减小？

d)　灭菌处理容器和/或模式是否有改变(例如箱子的数目的增加或降低，或者装载模式与灭菌确认中确定的模式不一致)？

e)　灭菌器的校准和/或常规维护是否正确？

f)　针对灭菌负载的灭菌程序的选择是否正确？

g)　指示物的操作是否按照制造商的说明进行？

h)　灭菌器的外部供给是否有变化以致影响灭菌周期的正常运行(压力、流速、蒸汽供给中的非冷凝气体等)？

注：对于更多的信息请参考特定过程相关标准 ISO/TS 17665-2[20]、ISO 20857[22]、ISO 11137-1[7]、EN 14180[24] 和 EN 15424[25] 中的要求和指南。

3.6　GB 18282.1—2015[13]确定了各种灭菌过程中的关键变量(见表1)，当然可能其他因素也会对灭菌过程的效果产生影响。按指示物的类别和制造商的使用说明，一种特定的化学指示物可对变量中的一个、几个或者全部起反应。

表 1　灭菌过程变量

过程	标志[a]	变量
蒸汽	STEAM	时间、温度和水(由饱和蒸汽传输)
干热	DRY	时间和温度
环氧乙烷	EO	时间、温度、湿度和环氧乙烷浓度
辐照	IRRAD	总吸收剂量
低温蒸汽甲醛(LTSF)	FORM	时间、温度、水(由饱和蒸汽传输)和甲醛浓度
气态过氧化氢	VH2O2	时间、温度、过氧化氢浓度，以及等离子(如适用)
[a] 这些是标志，不适于翻译。		

如果某个指示物只是应用于某个特殊的灭菌周期,那么产品上面应对此进行标注。例如,"[STEAM] 15 min 121 ℃"意味着这个指示物应适用于 15 min、121 ℃蒸汽灭菌周期。"STEAM"这个词的外框表示这个指示物只能用于蒸汽灭菌过程。

3.7 三、四、五和六类化学指示物可以有制造商定义的一个或多个标定值(SV)。标定值确定了指示物反应的参数,以及为了达到可视变化,渐进反应和终点所需的暴露程度。标定值的详细信息可标记在指示物上、指示物的外包装上或随产品提供的说明上。可视变化用于描述一类过程指示物的反应。渐进反应是指示物暴露于一个或者多个过程变量后,发生渐进的可观察到的变化,用来评价灭菌过程所达到的程度。

标定值是制造商利用抗力仪进行测试所得到的结果。

抗力仪(GB/T 24628—2009[21]给出了更多信息)是一种测试容器,可在很短的时间内达到所需的关键灭菌过程参数,这些参数在暴露阶段能够由抗力仪严格控制。由于灭菌器很难达到抗力仪中建立的反应特性和暴露条件,所以使用者很难利用灭菌器对指示物的标定值进行验证。具有抗力仪的第三方独立实验室可对制造商表明的标定值进行验证。由于化学指示物是在特定条件下进行的测试,所以有意或无意地暴露于超出制造商规定的参数条件(如过长的暴露时间、过低的温度和/或过低的灭菌介质浓度)会导致对结果的曲解。

所有的三、四、五和六类化学指示物均有达到其终点所必需的标定值。灭菌过程一般由一个最小值加一个上限来表示,如湿热灭菌过程中规定了一个最低灭菌温度和+3 ℃的上限。化学指示物的标定值一般与医疗保健产品灭菌过程的最小灭菌参数相联系。

化学指示物对无效灭菌条件的反应一般通过将其暴露于比标定值低的条件下测得。

4 化学指示物分类

4.1 概述

化学指示物是按预期使用目的来分类的。GB 18282.1—2015[13]将化学指示物分为六类,每一类又可按不同的灭菌过程被进一步划分。分类结构仅是表明指示物的特征和使用目的,分类本身没有等级的差别。

化学指示物用于检测灭菌过程的关键变量是否达到了预定要求。分类本身只是表明它们的性能特征和使用目的。

每类指示物不同的性能特征可用于表达不同的信息,因此也就具有了不同功能。

所有的化学指示物都是基于化学和/或物理反应,引起颜色变化或化学物质的迁移。

如下对每类化学指示物的描述均以 GB 18282.1—2015[13]的引用作为开头,这些引用部分定义了相应指示物的分类。

4.2 一类:过程指示物

过程指示物预期用于独立单元(如灭菌包、容器),用于表明该灭菌单元曾直接暴露于灭菌过程,并区分已处理过和未处理的灭菌单元。它们应对灭菌关键过程变量的一个或多个起反应(见 GB 18282.1—2015 中的 4.2)。

这类指示物被用于标识需处理的包裹,即区分未经灭菌处理和已经灭菌处理并由较高类别的指示物监测合格准备发放的物品。过程指示物指示灭菌"通过"并不表示灭菌条件达到要求。

过程指示物通常用于灭菌包装外可见区域。过程指示物的实例包括灭菌胶带和表面印刷有过程指示物的包装材料。这类指示物应用于灭菌物品外部,且直接与灭菌介质接触而不受包装的影响,因此只有出现较为重大的故障时,它们才显示灭菌不通过。过程指示物即便是暴露于并不太理想的灭菌条件下,也会发生一个可视变化。

对于辐照灭菌来讲,GB 18282.1—2015[13]只规定了γ和β辐照灭菌的过程指示物要求。

对于蒸汽灭菌来讲,GB 18282.1—2015 中第 8 章的表 1 规定了蒸汽灭菌过程指示物的每个关键灭菌参数的允差范围(制造商在测试蒸汽灭菌过程指示物的性能时可接受的上下限),该表格在下面再次给出,见表 2。

表 2 用于 STEAM 一类指示物的测试和性能要求

测试环境	测试时间	测试温度	无变化或与制造商规定的可视改变有显著区别的变化	制造商规定的可视改变
饱和蒸汽	3.0 min±5 s	121^{+3}_{0} ℃	可接受的结果	不可接受的结果
饱和蒸汽	10.0 min±5 s	121^{+3}_{0} ℃	不可接受的结果	可接受的结果
饱和蒸汽	0.5 min±5 s	134^{+3}_{0} ℃	可接受的结果	不可接受的结果
饱和蒸汽	2 min±5 s	134^{+3}_{0} ℃	不可接受的结果	可接受的结果
干热	30 min±1 min	140^{+2}_{0} ℃	可接受的结果	不可接受的结果
注:干热测试用于保证蒸汽灭菌过程指示物只有在蒸汽存在的条件下才发生反应。				

4.3 二类:用于特定测试的指示物

二类指示物预期用于相关灭菌器/灭菌标准中规定的特定测试步骤(见 GB 18282.1—2015 中的4.3)。

二类化学指示物最为广泛的应用是 BD 类测试,该测试使用符合 GB 18282.3[14]的测试单和符合 EN 285[23]的标准测试布包的组合。用于替代性 BD 类蒸汽渗透测试的指示物性能在 GB 18282.4[15]中详细规定。替代性 BD 类空气排除测试的指示物性能在 ISO 11140-5[16]中有详细规定,这些替代用指示物的形式可以是标准测试布包,或是现成的测试包,见附录 A。

存在水分是蒸汽灭菌过程有效的关键。残留的空气会阻止蒸汽渗透,从而使水分只存在于被灭菌物品的表面。BD 类测试二类指示物预期用于证实蒸汽迅速而均匀地渗透,同时也证实了空气被充分排除。这种情况通常是通过测试单上均匀一致的颜色变化来证实。测试失败的原因可能是蒸汽中存在非冷凝气体(例如织物清洗过程中使用织物调理剂)、不充分的空气排除或漏气。

由于 BD 类测试指示物是针对特殊暴露过程而设计的,这种特殊暴露过程可能并不同于一个有效的灭菌过程,所以它们并不适合作为常规灭菌周期监测的指示物。随意延长 BD 类测试的暴露时间或者忽视制造商的操作说明都会导致测试无效,测试结果也将没有任何意义。

BD 测试的背景介绍见附录 A。

4.4 三类:单变量指示物

单变量指示物应对灭菌关键变量的其中一个起反应,并用于表明其所暴露的灭菌过程中它所起反应的那个变量达到了标定值的要求(见 GB 18282.1—2015 中的4.4)。

单变量指示物只对灭菌过程关键变量中的一个变量起反应。这个变量及其标定值由制造商提供,该单变量指示物只用于监测这个过程变量。

例如,温度的单变量指示物只能指示温度是否达到其标定值的要求,而不能提供其他过程变量的信息,如暴露时间或蒸汽是否存在。这个指示物能显示在灭菌室内或灭菌物品内特定位置处的温度是否达到下限。选择指示物时要注意这个指示物适合的最低过程温度。

单变量指示物宜采用其他方式作为补充来监测灭菌过程。

对单变量指示物的结果判断也宜注意。化学指示物的过程参数及其允差范围与灭菌过程的参数及其允差范围没有必然的联系。大多数的灭菌过程都不止有一个过程参数,灭菌成功需要所有这些过程参数均达到要求。表3(即 GB 18282.1—2015 的表7)列出了每个关键参数的允差范围(在制造商测试时化学指示物性能可接受的上下限)。

这些标定值在制造商进行测试的时候都是要预先设定测试条件,在测试过程中也要维持这个测试条件。

表 3 三类和四类指示物的测试和性能要求

灭菌过程	测试点[a]	测试时间 min	测试温度 ℃	灭菌介质浓度 mg/L	相对湿度 %
蒸汽	1	SV[b]	SV+0	—	—
	2	(1−25%)SV	SV−2		
干热	1	SV	SV+0	—	—
	2	(1−25%)SV	SV−5		
环氧乙烷	1	SV	SV+0	SV	>30
	2	(1−25%)SV	SV−5	(1−25%)SV	>30
低温蒸汽 甲醛(LTSF)	1	SV	SV+0	SV	—
	2	(1−25%)SV	SV−3	(1−25%)SV	
注:多变量(四类)指示物测试的示例见 GB 18282.1—2015[13]。					
[a] 测试点1:当指示物在标定值条件下测试时应达到终点。 测试点2:当指示物在标定值减去允差的条件下测试时不应达到终点。 [b] SV:标定值。					

示例:

蒸汽灭菌化学指示物(三类:单变量指示物)。

标定值:121 ℃。

按照表3的要求,当制造商使用 GB/T 24628[21]规定的测试设备对这个三类单变量指示物在测试点1条件下进行测试时应显示测试"通过",在测试点2条件下测试时应显示测试"不通过"。

测试点1是 121 ℃,即标定值。

测试点2是 121 ℃−2 ℃,即 119 ℃。

因此这个指示物在 121 ℃(测试点1)测试时应显示测试"通过",在 119 ℃(测试点2)测试时应显示测试"不通过"。

4.5 四类:多变量指示物

多变量指示物应对灭菌关键变量中的两个或多个起反应,并用于表明其所暴露的灭菌周期中它所起反应的那些变量达到了标定值的要求(见 GB 18282.1—2015 中的4.5)。

制造商声明多变量指示物达到其终点所需条件。这类指示物比过程指示物(一类)或单变量指示物(三类)提供更多信息,并且只有在其起反应的关键变量的标定值均符合时才能达到终点。

表3列出了每个关键参数的允差范围(在制造商测试时化学指示物性能可接受的上下限),见表3。

下面给出了一个多变量指示物性能的例子。尽管在这个例子中所有的参数被同时改变,但是制造商实际进行测试时只会改变一个或几个参数,而同时保持其他参数在标定值不变。

示例:环氧乙烷灭菌指示物(四类:多变量指示物)。

标定值:在浓度为 900 mg/L 时维持 60 min。

表 3 提供了该四类指示物的允差和限值(化学指示物性能可接受的上下限)。从表 3 中可得到在相对湿度大于 30% 时,60 min 的允差是 +0% 或 -25%,而 900 mg/L 的允差是 +0%/-25%。因此,该指示物在相对湿度大于 30% 时,灭菌时间小于 45 min[即(1-0.25)×60],环氧乙烷浓度低于 675 mg/L [即(1-0.25)×900]的条件下将不能达到终点。但在相对湿度大于 30% 时,灭菌时间超过 60 min,环氧乙烷浓度超过 900 mg/L 的条件下应达到终点。

具有上述标定值的指示物暴露于如下灭菌条件时,会发生如下反应:

暴露条件	符合表 3 要求的指示物
≤44 min 且 ≤650 mg/L	应显示灭菌失败
≥60 min 且 ≥900 mg/L	应显示灭菌通过

在这个例子中,该指示物可能不对温度和相对湿度发生反应,如果温度和相对湿度对这个指示物的性能有影响,制造商要作出说明。

4.6 五类:整合指示物

整合指示物应对所有灭菌关键变量起反应,产生的标定值等同或高于 ISO 11138[8-10] 对生物指示物的性能要求(见 GB 18282.1—2015 中的 4.6)。蒸汽灭菌五类整合指示物的标定值要大于典型的蒸汽灭菌温度范围。

微生物会受到多个关键灭菌过程变量相互之间复杂关系的影响。化学指示物所受的影响与此有所不同,但能提供这些灭菌过程关键变量的信息,这就使得微生物灭活的评估并非必要。

蒸汽灭菌五类整合指示物要在 135 ℃、121 ℃ 和两者之间的一个温度上有时间标定值,121 ℃ 的时间标定值大于 16.5 min。

干热灭菌五类整合指示物要在 160 ℃、180 ℃ 以及 140 ℃ 或 170 ℃ 两者其一的温度上有时间标定值。

环氧乙烷灭菌五类整合指示物要在环氧乙烷浓度 600 mg/L 和相对湿度 60% 时,在温度 54 ℃ 和 37 ℃ 上有时间标定值;54 ℃ 的时间标定值应大于 30 min,37 ℃ 的时间标定值应大于 90 min。

按照定义,整合指示物将同时受到多个关键过程变量的影响。由于多个关键过程变量对指示物的作用是同时存在的,所以指示物未达到终点的原因不能指向某个特定变量。

GB 18282.1—2015[13] 对五类整合指示物提出了详细的性能要求。

要了解五类整合指示物要求的原理及其与 ISO 11138[8-10] 规定的生物指示物的要求和微生物灭活的关联性,见附录 C。

4.7 六类:模拟指示物

模拟指示物是灭菌周期验证指示物,它应对特定灭菌过程的所有关键变量起反应,它的标定值以特定灭菌过程的所有关键变量为基础设计(见 GB 18282.1—2015 中的 4.7)。

表 4 六类指示物的测试和性能要求

灭菌过程	测试点[a]	测试时间 min	测试温度 ℃	灭菌介质浓度 mg/L	相对湿度 %
蒸汽	1	SV[b]	SV+0	—	—
	2	(1-6%)SV	SV-1	—	—
干热	1	SV	SV+0	—	—
	2	(1-20%)SV	SV-1	—	—

表 4（续）

灭菌过程	测试点[a]	测试时间 min	测试温度 ℃	灭菌介质浓度 mg/L	相对湿度 %
环氧乙烷	1	SV	SV+0	SV	>30
	2	(1—10％)SV	SV−2	(1—15％)SV	>30

注：模拟指示物（六类）的测试示例见 GB 18282.1—2015 的附录 B。

[a]　测试点 1：当在标定值条件下测试时应达到终点（通过条件）。

　　测试点 2：当在标定值减去允差范围条件下测试时不应达到终点（不通过条件）。

[b]　SV：标定值。

　　表 4 中定义的允差范围是所有指示物类别中最严格的。这些测试条件只能在标准的抗力仪中才能达到，医院灭菌器是不能达到的，因此模拟指示物对于确定某特定灭菌过程关键参数是否达到要求提供了一个高水平的保证。除非要测试的灭菌周期的参数确实应符合模拟指示物的标定值，否则的话测试结果很有可能是错误的或者容易引起歧义的。

　　按照定义，模拟指示物将同时受到多个关键过程变量的影响。由于多个关键过程变量对指示物的作用是同时存在的，所以指示物未达到终点的原因不能指向某个特定变量。

　　下面给出了一个模拟指示物性能的例子。尽管在这个例子中所有的参数被同时改变，但是制造商实际进行测试时只会改变一个或几个参数，而同时保持其他参数在标定值不变。

示例：

蒸汽灭菌指示物（六类：模拟指示物）。

标定值：3.5 min，134 ℃。

　　按照表 4 的要求，当制造商使用 GB/T 24628[21]规定的测试设备对这个模拟指示物在测试点 1 条件下进行测试时应显示测试"通过"，在测试点 2 条件下测试时应显示测试"不通过"。

　　测试点 1 是 134 ℃，3.5 min，即标定值。

　　测试点 2 是 134 ℃−1 ℃＝133 ℃，(1−6％)×3.5 min＝3.29 min。

　　因此这个指示物在 134 ℃、3.5 min（测试点 1）测试时应显示测试"通过"，在 133 ℃、3.29 min（测试点 2）测试时应显示测试"不通过"。

5　化学指示物的选择

5.1　由于有很多不同的灭菌过程，所以化学指示物制造商会按照指示物的预期用途对其进行标记。化学指示物禁止应用于制造商规定之外的灭菌过程。按照制造商的描述为特定灭菌过程选择合适的指示物，并正确地使用及按照制造商的说明对结果进行判断均是使用者的责任。制造商提供的指示物标定值能帮助使用者选用合适的指示物。这些标定值可在产品或者随附的印刷品上找到。

5.2　化学指示物用于证实灭菌过程的一个或多个关键参数是否达到要求，单就其本身来讲并不足以证实灭菌过程的有效性。灭菌过程有效性的证实需包括灭菌确认，设备的维护、校准和正确使用，物理监测，合适时使用化学和/或生物指示物。当灭菌过程的任何变量超出规定限值时，灭菌器都要停用并调查原因。只有在灭菌器的异常被纠正以后才能再次投入使用。

5.3　应建立用于评估灭菌过程中任何偏差的体系和程序，对于任何偏差被接受的原因应被完整地记录并形成文件。

5.4　化学指示物的类型很多，每类都有其特殊的反应特性。对于每一个被测量的参数它们可能会有不同的标定值，因此对同样的灭菌过程，不同的化学指示物会具有不同的挑战性。

5.5 制造商宜提供其产品的可靠性、安全性和性能特征的相关信息。此外，化学指示物的制造商还应提供文字信息，包括如何判断指示物的反应结果、灭菌后物品存储过程中指示物维持其终点稳定性（若适用）的可靠程度、指示物所反应的过程参数、指示物的存储条件、保质期等。使用者有责任去阅读并理解这些信息。使用指示物超出其标定值范围将造成所得结果的误解，但这并不意味着这个指示物有问题。

6 化学指示物的使用

6.1 一类过程指示物

一类过程指示物的用途是区分灭菌物品与未灭菌物品，而不是监测灭菌参数是否达到要求。

指示物胶带、指示物标签或包含指示物的包装材料宜位于所有灭菌物品的表面。灭菌后要对其进行检查以证实发生了可视变化，从而确定物品经历了灭菌过程。

6.2 二类指示物

蒸汽渗透或空气排除测试在灭菌室空载时运行。制造商的使用说明书宜规定指示物的用途。

6.3 三、四、五、六类指示物

三、四、五、六类指示物能提供其放置位置处的关键变量信息。有很多因素可以影响这些关键变量是否达到要求，例如负载内容、装载模式、灭菌室内的位置、包装材料与技术、蒸汽质量和灭菌器故障。

对于有包装的负载，化学指示物应被放置于包裹、托盘或灭菌盒中灭菌介质最难到达的区域。这些区域可以在也可以不在包裹、托盘或灭菌盒或灭菌室的中心。托盘或灭菌盒的每一层也可分别放置指示物进行监测。每个包裹内分别放置指示物对于监测灭菌室内不同位置的灭菌效果很有益处。在灭菌过程确认中就要得到灭菌室和/或负载内灭菌介质最难到达区域的相关信息。指示物只有被放置于具有代表性灭菌条件的位置时，所提供的信息才具有代表性。

对于未包装负载，可以将指示物放置于负载内或托盘上。

6.4 配合过程挑战装置使用的指示物

过程挑战装置是对灭菌过程中灭菌介质的穿透挑战。过程挑战装置的性能宜与灭菌方式、灭菌器类型和负载内容相关。没有适用于任何灭菌器和灭菌程序的通用过程挑战装置。过程挑战装置的性能和挑战性是指示物与过程挑战装置组件的共同作用；任何的变动，如使用另一种指示物，将影响过程挑战装置的性能。

某些过程挑战装置能代表某种定义的灭菌物品或灭菌物品与无菌屏障系统的组合。它们可被用于开发和定义某个灭菌过程。很多商品化的过程挑战装置被用于评价灭菌介质对参考负载的穿透程度。但应注意这些过程挑战装置是对灭菌过程的挑战，而不代表灭菌负载。

过程挑战装置的性能和使用已经确认，可在灭菌过程的常规监测中被用于证实特定的过程性能。例如可参见 ISO 17665-1：2006 中的 10.5。

当使用商品化的过程挑战装置指示物时，为了获得更值得信赖的监测结果，其在灭菌室和灭菌负载内的放置位置应预先经过确认，以保证该处为灭菌介质最难到达的位置，即为过程挑战位置（PCL）。大多数情况下这个过程挑战位置只能够通过估计来确定，所以在实际使用过程中也可以在同一灭菌室内同时放置多个过程挑战装置。

过程挑战装置的性能与灭菌方式、灭菌器类型和负载内容相关，没有适用于任何灭菌器和灭菌方法的通用过程挑战装置。不同的灭菌物品，如管腔器械（烧杯、盆、管路），多孔负载（亚麻、布料、织物）和不透气负载（实心及外科的器械）可由不同类型的过程挑战装置代表。

选择过程挑战装置时需考虑：

a) 过程挑战装置内放置化学指示物的位置应是灭菌介质最难到达的；

b) 过程挑战装置的设计应与灭菌物品类型和灭菌程序相关；

c) 化学指示物不应干扰过程挑战装置的性能；

d) 过程挑战装置和负载的潜在影响。

7 化学指示物的结果判断

7.1 总则

一个完整的无菌保证计划包含了各个方面的处理，包括清洗、去污、准备和包装、装载到灭菌器中、灭菌、灭菌后物品的处理、合适条件下的包装存储、发放和直到用户使用前的任何处理。灭菌过程的常规监测与控制是整个无菌保证计划的重要组成部分。符合 GB 18282.1—2015[13] 的化学指示物按照制造商的建议正确使用时能提供灭菌过程的有用信息。化学指示物的使用频率和在每个灭菌周期或负载使用的数量由国家法规、推荐性文件和/或灭菌器使用单位来决定，GB/T 19974—2005(ISO 14937:2000,IDT)中的 E.7 提供了相关的信息。

化学指示物能明确地区分标定值达到的位置和标定值不能达到的位置。因此，化学指示物的终点变化应是清晰明了的。指示物通过反应和不通过反应的例子可从制造商处获得，且能让使用者清楚地理解。

7.2 化学指示物反应

化学指示物只有在特定位置的特定参数达到要求时才能产生相应的指示。在放置化学指示物时宜注意其放置位置应具有负载的代表性或是最难灭菌的区域。化学指示物宜被看作是完整的无菌保证计划的一个组成部分。

7.3 显示"不通过"的化学指示物反应

如果化学指示物未能达到终点，那么使用机构要执行相应的文件化规程。当指示物显示灭菌"不通过"时，不宜认为是指示物的功能发生异常，而要判断是灭菌过程出现了故障。需要调查指示物不通过的原因。

8 无菌保证过程中的化学指示物

8.1 总则

化学指示物无论是用于灭菌物品的内部还是外部，都是用于监测灭菌过程的特定关键参数是否达到要求。

设计好的一个放置和评价化学指示物的计划：

——是灭菌器的安装鉴定、操作鉴定和性能鉴定的一部分，即确认的一部分；

——是常规过程监测的一部分；

——有助于诊断过程中的故障；

——有助于检测包装问题(如包装过大或过密)；

——有助于检测装载问题(如倾斜的盆如果放置不正确可能会积聚空气)；

——显示未经处理的负载；

——有助于检测灭菌器中与空气排除和蒸汽渗透或保持灭菌温度相关的故障，也有助于检测灭菌介质的供应异常。

使用部门宜将所有处理都建立相应的文件化程序。因为医疗器械的再处理由很多步骤构成,可包括清洗、去污、拆分、检查、再组装、包装、最终灭菌、存储和处置。因此很有必要建立相应的方式来区分每一处理阶段物品的状态。例如,一类指示物用于区分灭菌物品与未灭菌物品。

完整的无菌保证计划包括产品的识别和追溯;灭菌器的校准、维护及有效性测试;灭菌周期的物理、化学和生物监测。无菌保证不能完全依靠无菌保证计划的某一部分,如使用各种监测器材。无菌保证需要连续不断地对灭菌器的各方面性能、灭菌过程进行持续的监控,并持续地符合已经建立的策略和程序。

物理、化学和生物监测方式的正确使用要求对每一种检测方式要有充分的理解,理解每种方式的应用范围及其所能检测到的灭菌过程的相关问题。机械或物理监测器材包括时间、温度和压力记录设备和仪表,对灭菌周期的变量提供实时评估,并尽快地检测到灭菌器的故障。然而机械或物理的监测只能显示灭菌室内的灭菌变量是否达到要求,但是不能检测到不恰当装载模式或包装结构所造成的问题。化学指示物借助于特定的物理或化学变化可以对灭菌器内的一个或多个变量起反应(如时间、温度、饱和蒸汽的存在、湿度、环氧乙烷浓度、辐照剂量)。一个化学指示物的终点不是证明其所监测的物品是无菌的,而是证明其所监测的物品经过了特定条件的灭菌处理。化学指示物能快速检测到灭菌器内出现了某些问题,避免潜在有菌的物品被发放使用。

化学指示物在诊断灭菌条件相关的关键参数是否达到要求的问题很有用。有效使用化学指示物,需要对指示物的类别和它们能检测哪些灭菌过程中存在的问题有充分的理解。对化学指示物任何结果都要采取一个恰当的行动。某种化学指示物只针对某一特定灭菌过程,然而同一类别的不同指示物可在相同的灭菌周期中显示不同的反应。

8.2 记录保存

化学指示物或其监测结果的描述可作为灭菌记录的一个部分。如果这些灭菌记录是质量管理体系(例如 GB/T 19000[4]系列标准)的一个组成部分,它们宜能被追溯至所涉及的灭菌周期,最好能追溯到患者。指示物的结果宜由一个专门受过培训的专职人员来评价,监测结果的记录应包括日期、灭菌器标识、负载编号和记录的过程变量。根据国家和/或地区相应的要求,指示物结果要保存不同的期限,所有指示物结果均可手工或电子保存。

9 人员培训

化学指示物的使用要有书面的步骤。负责指示物放置和回收的人员要进行再处理步骤和对化学指示物的选择、使用和结果判断的培训。培训宜包括无菌物品再处理区域的所有工作人员、任何涉及无菌物品使用的人员和化学指示物判断人员。化学指示物终点的判断是相当重要的。

培训宜周期性实施和回顾,并文件化。

10 存储与处置

化学指示物的制造商或供应商有责任为使用者提供正确存储指示物和如何处置灭菌前或灭菌后的指示物的信息。

化学指示物的性能可受使用前的运输或存储条件、使用方法、灭菌后的处理技术和灭菌后指示物稳定性等多种因素影响。因此,需要遵守化学指示物制造商所提供的存储和使用的规定。不正确执行这些规定会影响指示物的完整性和性能,并导致对灭菌过程有效性的错误判定。

过了有效期的化学指示物不宜再使用。

11 标识

11.1 概述

化学指示物的标识宜包括 GB 18282.1—2015[13]要求的所有信息。11.2~11.4 再次给出这些信息。

11.2 指示物标识

指示物应清楚地标记其所适用的灭菌过程类别,对于三、四、五和六类指示物还要标记标定值。当指示物的尺寸或形式不允许以每厘米 6 个字符大小的字体或更大字体来标记这些信息,那么应标记在包装标签或使用说明上。

11.3 过程标识

如果指示物用于特定的灭菌周期,那么这个信息应在指示物上表明或以符号标记,例如: STEAM 121 ℃ 15 min。

11.4 包装标识

每包指示物或随包装所带的技术手册应含有如下信息:
a) 指示物会发生的变化:对于颜色变化的指示物在其颜色变化不能被充分描述时,应提供颜色发生变化时的颜色范围样本和不发生变化时的颜色范围样本;
b) 指示物起反应的关键变量及其标定值(如适用);
c) 指示物的类别、适用的灭菌过程和预期用途;
d) 使用前后的存储条件;
e) 在规定存储条件下的失效期,或生产日期和有效期,并按 ISO 8601[3]要求进行标注(即: YYYY-MM);
f) 便于追溯的唯一代码(如批号);
g) 正确的使用说明,以保证指示物的正常性能;
h) 任何可能遇到对指示物性能产生影响的物质或条件;
i) 使用过程中或使用前后的安全警告;
j) 制造商或供应商的名称和地址;
k) 完全变化或不完全变化的指示物按制造商的说明进行存储时,可能发生的任何改变。
注:国家或地区的法规可能会有附加的或不同的要求。

附　录　A
（资料性附录）
BD 试验的背景

1963 年,Bowie 和他的同事们发表文章[26]描述了一个简单测试预真空灭菌器的真空系统是否功能正常的方法。预真空灭菌器在灭菌室泄漏或真空泵异常时,例如漏气或者去除空气不充分,会影响灭菌。灭菌室内一定量的空气存在会形成气团,从而影响饱和蒸汽对灭菌包裹的穿透。在温度上升至灭菌温度时,气团处的温度几乎总是比其周围蒸汽的温度要低。最初,测量真空系统有效性的方法是在一个特定测试包内放置热电偶,再将这个测试包放置于灭菌室的排汽口。在 Bowie 的文章中,用灭菌指示胶带以圣·安德鲁(St.Andrew's)十字形粘在一张纸上组成测试纸,并将该测试纸放置于一个亚麻布测试包。测试包由洗涤前尺寸至少为 36 in×24 in(约 91.5 cm×60 cm)的亚麻布巾叠成,沿长轴折叠两次,再对折一次,折成八层布。布巾的总数量因布的厚度不同而变化,但是多块布巾叠起来后其总厚度在 10 in～11 in(大约 25.5 cm～28 cm)之间。当在一个功能正常的灭菌器内单独进行测试时,当灭菌在 134 ℃维持 3.5 min 时,测试包内测试单上的指示胶带的线条会变成均匀一致的黑色。测试成功表明蒸汽快速穿透,空气被充分排除和无明显漏气。如果操作正确,这个灭菌器能对物品进行有效灭菌。一般每天在灭菌器预热到运行温度后进行这个测试。

当前均使用预先印刷好的测试单,原因是指示胶带不能覆盖整个测试单,当残留空气聚集在指示胶带不能覆盖的区域时,这部分的空气是不能够被探测到的。

正如之前提到的,有三个与 BD 类测试相关的标准分别是 GB 18282.3[14]、GB 18282.4[15] 和 ISO 11140-5[16]。

有这几个不同的标准是因为世界上不同国家和地区对 Bowie 的试验有着不同的理解。一些国家认为这是一个空气排除测试,从而对测试合格采取自己特有的标准;而另外一些国家认为这是一个蒸汽渗透测试,从而也有着相应的接受标准。事实上二者都有道理:灭菌器如果不能很好地排除空气,那也不可能有符合要求的蒸汽渗透。一次性或替代性测试包都要与标准的棉布单或棉布包相比。表 A.1 描述了这几个标准对 BD 类测试中使用材料、通过与不通过条件的最小值等方面的明显区别。更详细的标准要求可参见参考文献。

表 A.1　GB 18282.3、GB 18282.4 和 ISO 11140-5 的比较

标准	GB 18282.3[14]	GB 18282.4[15]	ISO 11140-5[16]
参考测试包	EN 285[23]	EN 285[23]	ANSI/AAMI ST46[28]
测试包重量	(7±0.2)kg	(7±0.2)kg	(4±0.5)kg
测试包密度	0.42 kg/dm³	0.42 kg/dm³	0.20 kg/dm³
测试包尺寸	220 mm×300 mm×250 mm	220 mm×300 mm×250 mm	250 mm×300 mm×(250 mm～280 mm)
通过准则	在整个灭菌温度维持阶段,测试包内的温度与排汽口的温度相差不超过 0.5 ℃	在整个灭菌温度维持阶段,测试包内的温度与排汽口测得的设定温度相差不超过 1 ℃	在整个灭菌温度维持阶段,测试包内的温度与排汽口的温度相差不超过 0.5 ℃
失败准则	在整个灭菌温度维持阶段,测试包内的温度比排汽口的温度低 2 ℃～3 ℃	在灭菌温度维持阶段的开始,测试包内的温度比排汽口的温度低 2 ℃～7 ℃,在灭菌温度维持阶段开始后的参考失败期结尾(+30 s),测试包内的温度比排汽口的温度低 2 ℃～4 ℃,在整个灭菌温度维持阶段的结尾,测试包内的温度比排汽口的温度不低于 1 ℃	在整个灭菌温度维持阶段(134 ℃,3.5 min)完成前 1 min 测试包内的温度比排汽口的温度至少低 2 ℃

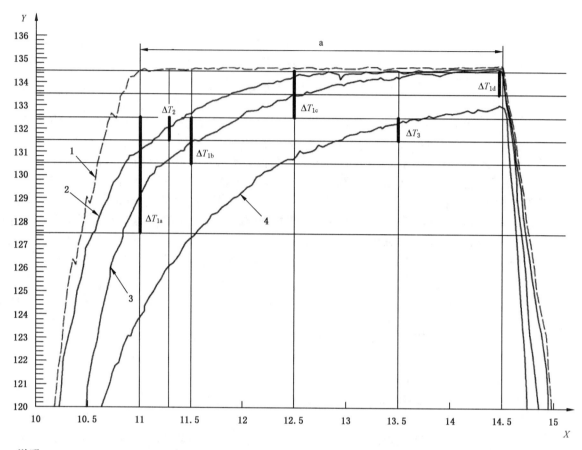

说明：

X ——以 min 为单位的时间；

Y ——以 ℃ 为单位的温度；

a ——灭菌温度维持阶段。

图 A.1　测试失败条件的例子

图 A.1 表明了表 A.1 中所列的测试失败条件的例子，包括：

a)　排汽口参考点温度（曲线 1）（在灭菌温度维持阶段）；

b)　当测试包（GB 18282.3[14]规定的 7 kg 包）几何中心部位温度降低的范围（ΔT_2）如图所示（见曲线 2），指示单应显示测试失败；

c)　当测试包（GB 18282.4[15]规定 7 kg 包）几何中心部位温度降低的范围（ΔT_{1a}、ΔT_{1b}、ΔT_{1c}、ΔT_{1d}）如图所示（见曲线 3），替代指示物应显示测试失败；

d)　当测试包（ISO 11140-5[16]规定 4 kg 包）几何中心部位温度降低的范围（ΔT_3）如图所示（见曲线 4），指示单或预组装指示物应显示测试失败。

附　录　B

（资料性附录）

术语"变量"和"参数"的解释

论及改变微生物灭活效果时,GB 18282.1—2015[13]把"参数"定义为过程变量的特定值,把"变量"定义为灭菌过程的一个条件。这些术语在 ISO/TS 11139[11]中做了稍许修改,它们的前面被加上"过程"一词。

例如,在干热灭菌中有温度和时间这两个"变量"或"过程变量"。这两个变量所对应的"参数"或"过程参数"可能是 160 ℃和 120 min。

附 录 C

（资料性附录）

整合指示物的要求的基本原理及其与 ISO 11138 规定的生物指示物性能和微生物灭活间的相互联系

（摘自 GB 18282.1）

C.1 蒸汽

C.1.1 前言

当暴露于灭菌过程关键变量时，整合指示物的反应方式与生物指示物（BI）的反应方式类似。基于本标准的目的，蒸汽灭菌整合指示物的性能与 ISO 11138-3[9] 规定的蒸汽灭菌生物指示物的要求密切相关。C.1.2 提供了 4.6 规定的五类整合指示物的相应的背景信息和性能要求的具体原则。

C.1.2 背景信息

ISO 11138-3[9] 规定用于蒸汽灭菌的生物指示物的 D_{121} 值不应小于 1.5 min，菌量不应少于 1×10^5，z 值＞6。

许多嗜热脂肪杆菌芽孢（*Geobacillus stearothermophilus*）的 z 值通常更加接近 10（GB/T 19972），与湿热灭菌过程确认相关的理论计算通常使用 $z=10$（Pflug[27]），例如：F_0。

生物指示物的性能也可由存活杀灭窗口期（survivor kill window，SKW）来定义，采用 121 ℃和上述规定的最小值。典型值为 4.5 min 存活，13.5 min 杀灭。

通过下面公式计算存活杀灭窗口期（survivor kill window，SKW）：

$$存活时间 = (\lg P - 2) \times D_{121} \qquad\qquad (C.1)$$

$$杀灭时间 = (\lg P + 4) \times D_{121} \qquad\qquad (C.2)$$

式中：

$\lg$ ——以 10 为底的对数；

P ——标称菌量；

D_{121}——121 ℃时的 D 值，单位为分（min）。

C.2 整合指示物的标定值（SV）与生物指示物（BI）灭活之间的联系

为获得微生物数量至少为 1×10^{-6} 的灭菌水平，有必要将一个 $D_{121}=1.5$ min、菌量为 1×10^5 的生物指示物暴露于 121 ℃饱和蒸汽中达 16.5 min。因为：

$$(\lg 10^5 - \lg 10^{-6}) \times 1.5 = 16.5(\text{min}) \qquad\qquad (C.3)$$

因此，五类整合指示物的最低标定值，即在 121 ℃达到终点的时间，应不低于 16.5 min。因此，通规定最小标定值为 16.5 min，将整合指示物的终点和等效生物指示物的灭活水平之间建立起了直接的联系，而这个灭活水平也就是灭菌的最终目的。

当制造商规定的整合指示物在 121 ℃时的标定值大于 16.5 min 的时候，当它达到终点时就可以获得更高的灭菌水平（即更大的灭菌安全系数）。无论如何，整合指示物在进行测试时暴露标定值时间，宜达到或超过其终点。

以上描述的是整合指示物通过或可接受条件。

关于失败条件，理论上对于单个生物指示物来讲，当灭菌时间达到将存活微生物杀灭至小于一个时,这个指示物将显示不生长。但是,当实际使用多个生物指示物时,由于生物系统的自然差异,所需的暴露时间需要超过上述的规定时间。典型地,如果将 50 个或更多个生物指示物进行测试,若要达到灭菌后经培养显示无阳性生长,所需的暴露时间是将菌量杀灭至小于 10^{-2} 理论水平(GB/T 19972[17])。存活杀灭窗口期的确定表明了所需增加的暴露时间。因此,采用$(\lg P+4)\times D$ 的暴露时间来定义杀灭时间,即在杀灭至一个存活的微生物后再减少 4 个对数值,也就是 1×10^{-4}。也可以推测,生物指示物在达到 10^{-2} 暴露水平时,将会显示阳性生长,达到 10^{-4} 暴露水平时就不会显示生长。

将最大菌量为 10^5 和 $D=1.5$ min 的生物指示物,在 121 ℃时减少 7 个对数值而达到 10^{-2} 的杀灭水平作为标准,以此定义整合指示物的失败反应。失败反应的暴露时间为:

$$(\lg P+2)\times D=10.5(\mathrm{min}) \quad\quad\quad\quad (\text{C}.4)$$

因此,当整合指示物暴露于 121 ℃的干饱和蒸汽下 10.5 min 时,不宜达到其终点。然而,制造商规定 121 ℃的标定值可能大于 16.5 min,在这种情况下,整合指示物产生失败反应或不通过反应的暴露条件应与制造商的标定值相联系并且不小于 10.5 min。使用 10.5 min 作为失败的基线,使用 16.5 min 作为通过的基线:

$$\frac{10.5}{16.5}=0.636 \quad\quad\quad\quad (\text{C}.5)$$

对于标定值大于 16.5 min 的指示物,测试失败的暴露时间宜是标定值的 63.6%。因此,指示物暴露于 121 ℃的干饱和蒸汽条件下标定值的 63.6%时间时,应显示失败反应或不通过反应。

与生物指示物相比,整合指示物的标定值与菌量减少 11 个对数值的时间相关。标定值的 63.6%与菌量减少 7 个对数值的时间相关。因此,符合 ISO 11138-3[9] 的生物指示物的 D 值与整合指示物的标定值有如下关系:

$$(\lg P+6)\times D=\mathrm{SV} \quad\quad\quad\quad (\text{C}.6)$$
$$(5+6)\times 1.5=16.5 \quad\quad\quad\quad (\text{C}.7)$$

即菌量减少 11 个对数值达到 1×10^{-6} 的灭菌水平。
由此可得:

$$D=\frac{\mathrm{SV}}{(\lg P+6)}=\frac{\mathrm{SV}}{11} \quad\quad\quad\quad (\text{C}.8)$$

在生物指示物中,存活数将被观察,当暴露时间(存活时间,ST)是:

$$(\lg P+2)\times D=\mathrm{ST} \quad\quad\quad\quad (\text{C}.9)$$

将 D 替换:

$$(\lg P+2)\times\frac{\mathrm{SV}}{11}=\mathrm{ST} \quad\quad\quad\quad (\text{C}.10)$$

当前:

$$\lg P+2=7 \quad\quad\quad\quad (\text{C}.11)$$

由此可得:

$$7\times\frac{\mathrm{SV}}{11}=\mathrm{ST} \quad\quad\quad\quad (\text{C}.12)$$

由此可得:

$$\mathrm{SV}\times\frac{7}{11}=\mathrm{SV}\times0.636=\mathrm{ST} \quad\quad\quad\quad (\text{C}.13)$$

因此,整合指示物的存活时间,即整合指示物的失败反应和不能达到终点的时间,是标定值的 63.6%。

着眼于蒸汽灭菌器的性能可以很好地理解五类指示物的定义。定义中的一点就是性能上与生物指示物相似。在将化学指示物与生物指示物的性能进行相互联系时,术语"温度系数"用于在某种程度上模拟 z 值。生物指示物的 z 值介于 6 和 14 之间,如果温度系数范围在 6 ℃～14 ℃之间,那么在半对数图上画出两个不同温度的温度系数图。如果标定值为在 121 ℃时 16.5 min,那么这温度系数相应的两条直线在(16.5 min,121 ℃)点相交。

根据五类指示物在不同温度处的标定值数据所画的曲线的斜率应介于这两条温度系数分别为 6 ℃和 14 ℃的直线之间,且为线性。此外,当灭菌暴露时间是标定值的 63.6%时,这个五类指示物应指示灭菌失败。举例来说,如果一个化学指示物的标定值为在 134 ℃时 1.80 min,那么在 134 ℃灭菌暴露时间为 1.14 min(1.80 min×0.636=1.14 min 或 1 min 48 s×0.636=1 min 9 s)时,应指示灭菌失败。

图 C.1 图示说明,对四个温度点的标定值画图,连接各点所得的直线斜率应在直线 A 和 B 之间。

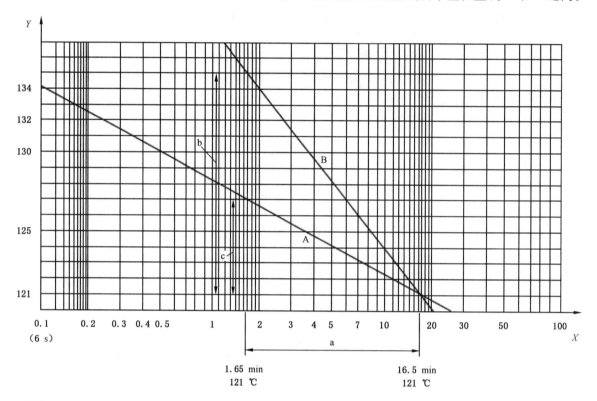

说明:

X ——以 min 为单位的时间;

Y ——以 ℃为单位的温度;

a ——一个对数周期;

b ——温度系数为 14 ℃;

c ——温度系数为 6 ℃。

图 C.1 蒸汽灭菌五类整合指示物的温度系数

C.3 与 GB 18282.1—2000[12]对五类指示物性能的要求进行比较

GB 18282.1—2000[12]规定整合指示物暴露于温度标定值减 1 ℃、时间标定值减 15%的条件下应显示失败反应。如标定值为 121 ℃、16.5 min 的整合指示物,当整合指示物暴露于 120 ℃、14.025 min 时,宜观察到失败条件。与此相关的生物指示物反应,如 D_{121} 为 1.5、z 值为 10 ℃的生物指示物,那么 D 在 120 ℃时是:

$$D_{120} = D_{121} \times 10^{-[(T_1 - T_{ref})/10]} \qquad \cdots\cdots\cdots\cdots\cdots\cdots (C.14)$$

式中:

D_{120}——120 ℃的 D 值;

D_{121}——121 ℃的 D 值；

T_1 ——工作温度(在此是 120 ℃)；

T_{ref} ——参考温度(在此是 121 ℃)。

$D_{120} = 1.5 \times 10^{-[(120-121)/10]} = 1.88$ min。

假设生物指示物的菌量为 1×10^5，那么将生物指示物暴露于 120 ℃下 14.025 min，减少的对数值是：

$$\frac{14.025}{1.88} = 7.427 \qquad\qquad\qquad\qquad\text{(C.15)}$$

即减少对数值为 7.4。

因此生物指示物的存活对数水平为：

$$5 - 7.427 = -2.427 \qquad\qquad\qquad\qquad\text{(C.16)}$$

从而得到存活菌量为：

$$1 \times 10^{-2.427} = 3.7 \times 10^{-3} \qquad\qquad\qquad\qquad\text{(C.17)}$$

这与 GB 18282.1—2015[13] 的要求非常接近，即当整合指示物的暴露时间产生减少 7 个对数值，即降低至 1×10^{-2} 时，宜显示灭菌失败。

因此对于这个例子来说，本标准列出的要求与以前的要求相当接近。

当生物指示物的 z 值为 6 ℃时，那么其在 120 ℃的 D 值应为：

$$D_{120} = 1.5 \times 10^{-[(120-121)/6]} = 2.2 \text{(min)} \qquad\qquad\qquad\text{(C.18)}$$

假定生物指示物的菌量为 1×10^5，那么生物指示物暴露于 120 ℃下 14.025 min 时，其菌量减少的对数值为：

$$\frac{14.025}{2.2} = 6.375 \qquad\qquad\qquad\qquad\text{(C.19)}$$

因此生物指示物的存活水平为：

$$5 - 6.375 = -1.375 = \lg(4.6 \times 10^{-2}) \qquad\qquad\qquad\text{(C.20)}$$

当生物指示物的 z 值 14 ℃：

$$D_{120} = 1.5 \times 10^{-[(120-121)/14]} = 1.768\,1 \text{(min)} \qquad\qquad\text{(C.21)}$$

假定生物指示物的菌量为 1×10^5，那么生物指示物暴露于 120 ℃下 14.025 min 时，其菌量减少的对数值为：

$$\frac{14.025}{1.768\,1} = 7.93 \qquad\qquad\qquad\qquad\text{(C.22)}$$

因此生物指示物的存活水平为：

$$5 - 7.93 = -2.9 = \lg(1.25 \times 10^{-3}) \qquad\qquad\qquad\text{(C.23)}$$

表 C.1 是对上面的总结。

表 C.1　生物指示物的存活水平

z 值	$z=6$	$z=10$	$z=14$
生物指示物的存活水平	4.6×10^{-2}	3.7×10^{-3}	1.25×10^{-3}

在最高温度下检查相同的数据：

整合指示物的标定值为 135 ℃时 0.66 min，生物指示物的 D_{121} 值为 1.5 min、菌量为 1×10^5、z 值为 10 ℃，则：

$$D_{135} = 1.5 \times 10^{-[(135-121)/10]} = 0.06 \text{(min)} \qquad\qquad\qquad\text{(C.24)}$$

达到通过或可接受的灭菌条件，需要减小 11 个对数值：

$$11 \times 0.06(\mathrm{min}) = 0.66(\mathrm{min}) \quad \cdots\cdots\cdots\cdots\cdots\cdots\cdots\cdots(\mathrm{C}.25)$$

对于失败或不可接受的灭菌条件,需要减少7个对数值:

$$7 \times 0.06(\mathrm{min}) = 0.42(\mathrm{min}) \quad \cdots\cdots\cdots\cdots\cdots\cdots\cdots\cdots(\mathrm{C}.26)$$

按照要求,整合指示物的暴露时间为其标定值的63.6%时,宜指示灭菌失败,即:

$$0.66 \times 0.636 = 0.42(\mathrm{min}) \quad \cdots\cdots\cdots\cdots\cdots\cdots\cdots\cdots(\mathrm{C}.27)$$

根据之前定义的灭菌失败标准:

"温度标定值−1 ℃"及"时间标定值−15%"得到在134 ℃时为0.56 min。

对于生物指示物:

$$D_{134} = 1.5 \times 10^{-[(134-121)/10]} = 0.075(\mathrm{min}) \quad \cdots\cdots\cdots\cdots\cdots\cdots(\mathrm{C}.28)$$

因此,暴露0.56 min将减少如下对数值:

$$\frac{0.56}{0.075} = 7.47 \quad \cdots\cdots\cdots\cdots\cdots\cdots\cdots\cdots(\mathrm{C}.29)$$

存活水平为:

$$5 - 7.47 = -2.47 = \lg(3.3 \times 10^{-3}) \quad \cdots\cdots\cdots\cdots\cdots\cdots(\mathrm{C}.30)$$

对于这个温度来讲也接近于前面提到的灭菌失败可接受水平,即1×10^{-2}。

C.4 环氧乙烷

ISO 11138-2[8]规定环氧乙烷生物指示物的D值在54 ℃、相对湿度60%、600 mg EO/L和菌量为芽孢数量1×10^6的条件下不小于2.5 min。其性能可由存活杀灭窗口期(survivor kill window,SKW)来定义:典型值是在上面规定的最低条件下,在54 ℃时存活时间至少为10 min,杀灭时间不少于25 min。存活杀灭窗口期按如下公式计算:

$$存活时间 = (\lg P - 2) \times D \quad \cdots\cdots\cdots\cdots\cdots\cdots\cdots(\mathrm{C}.31)$$
$$杀灭时间 = (\lg P + 4) \times D \quad \cdots\cdots\cdots\cdots\cdots\cdots\cdots(\mathrm{C}.32)$$

产品可标示为无菌前,通常要达到存活微生物菌量为1×10^{-6}的概率。

基于以上信息,有必要将$D=2.5$、菌为1×10^6的生物指示物暴露于54 ℃、600 mg EO/L和相对湿度60%的条件下30 min,以获得10^{-6}的灭菌水平。

$$(\lg 10^6 - \lg 10^{-6}) \times 2.5 = 30.0(\mathrm{min}) \quad \cdots\cdots\cdots\cdots\cdots(\mathrm{C}.33)$$

因此,对于五类整合指示物而言,为充分达到等效生物指示物的灭活因子,其最小标定值,即达到终点所需时间,不宜少于30.0 min。

当标定值在54 ℃、相对湿度60%和600 mg EO/L条件下大于30.0 min时,当其达到终点时,就可以获得一个更高的灭活水平。无论如何,五类指示物的暴露时间达到其标定值时,宜达到或超过其终点。

以上表明了通过条件。下面表明了失败条件。

理论上,当暴露时间足够用来将菌量减少至小于一个存活有机体时,单个生物指示物将显示不生长。但是,当实际使用多个生物指示物时,由于生物系统的自然差异,其暴露时间将会大于以上规定的时间。典型地,如果将50个或更多个生物指示物进行测试,若要达到灭菌后经培养显示无阳性生长,所需的暴露时间是将菌量杀灭至小于10^{-2}理论水平。在确定存活/灭活特性时,采用$(\lg P + 4) \times D$的暴露时间来定义杀灭时间,即在杀灭至一个存活的微生物后再减少4个对数值,也就是1×10^{-4}。因此,也可以推测,生物指示物在达到10^{-2}暴露水平时,将会显示阳性生长,达到10^{-4}暴露水平时就不会显示生长。菌量为1×10^6和$D=2.5$的生物指示物在54 ℃、相对湿度60%和600 mg EO/L条件下,减少8个对数值达到10^{-2}的水平作为失败反应的标准,以此定义整合指示物的失败反应。要求的暴露时间是:

$$(\lg P + 2) \times D = 20(\text{min}) \quad \cdots\cdots\cdots\cdots\cdots\cdots\cdots (\text{C.34})$$

因此,当暴露于 54 ℃、相对湿度 60% 和 600 mg EO/L 为 20 min 或更少时间时不宜达到终点。然而,制造商规定在 54 ℃ 的标定值可能大于 30 min,因此,失败条件应与此值相关联且不少于 20 min,使用 20 min 作为失败的基线,30 min 作为通过的基线:

$$\frac{20}{30} = 0.667 \quad \cdots\cdots\cdots\cdots\cdots\cdots\cdots (\text{C.35})$$

因此对于一个标定值超过 30.0 min 的五类整合指示物来讲,灭菌失败的条件应是暴露时间小于其标定值的 66.7%

因此,对于标定值超过 30 min 的指示物,测试失败条件的暴露时间宜是标定值的 66.7%,因此,当暴露于 54 ℃、相对湿度 60% 和 600 mg EO/L 达标定值的 66.7% 条件时,应显示失败反应。

就生物学而言,标定值与要求菌量减少 12 个对数值的时间相关,整合指示物标定值的 63.6% 与要求菌量减少 8 个对数值的时间相关。

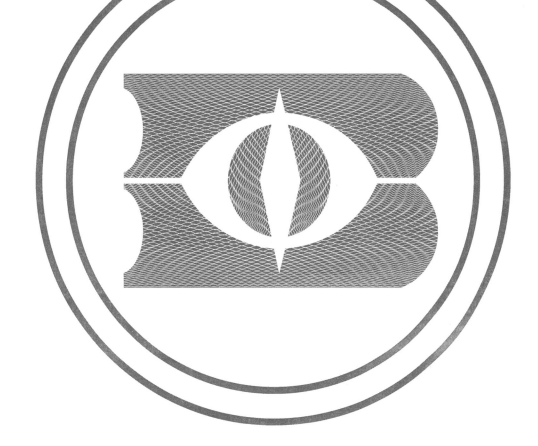

附 录 D
（资料性附录）
透 气 性 能

D.1 总则

GB 18282.3[14]和 ISO 11140-5[16]要求指示物系统的透气特性按 ISO 5636-3[1]的要求进行测试。ISO 5636-5[2]介绍了一种替代方式——葛尔莱法（Gurley method）。D.2 是按照上面的两种方法对 5 个纸样进行的比较，表明两种方法等效。

D.2 5 个纸样的比较

D.2.1 测试材料

测试材料为 5 个纸的试样，分别标记为样本 A、样本 B、样本 C、样本 D、样本 E。

D.2.2 条件

表 D.1 为条件。

表 D.1 条件

预处理	处理	测试条件
无	23 ℃±2 ℃,相对湿度 50%±5%,至少 16 h	23 ℃±2 ℃,相对湿度 50%±5%

D.2.3 测试方式

D.2.3.1 符合 ISO 5636-3[1]要求的透气度

使用表压为 150 mm 水柱的本特生（Bendtsen）透气度仪，由于提供的材料数量有限，样本 A、样本 B 及样本 E 分别进行 10 次重复测试，样本 C 及样本 D 只分别进行 6 次重复测试；测试时任选一面。

D.2.3.2 ISO 5636-5[2]要求的透气度

使用 567 g 标准圆筒的葛尔莱（Gurley）透气度仪，由于提供的材料数量有限，样本 A、样本 B 及样本 E 分别进行 10 次重复测试，样本 C 及样本 D 只分别进行 6 次重复测试；测试时任选一面。

D.2.4 测试结果

见表 D.2、表 D.3。

表 D.2 本特生透气度　　　　　　　　　单位为毫升每分（mL/min）

样本	平均值	范围
A	298	250～350
B	3 240	3 100～3 400

表 D.2（续）　　　　　　　　　　　　　　　　单位为毫升每分（mL/min）

样本	平均值	范围
C	328	300～360
D	2 167	2 100～2 250
E	118	100～140

注：由于样本 B 的高透气性，使用 75 mm 表压进行测试，再将结果修正至 150 mm 表压下的测定值。

表 D.3　葛尔莱透气度　　　　　　　　　　　　　单位为秒每百毫升（s/100 mL）

样本	平均值	范围
A	57.7	46.4～71.1
B	2.56	2.23～2.95
C	56.3	53.1～60.3
D	5.20	4.74～5.97
E	154	126～172

注：由于样本 B 和样本 D 的高透气性，需使用 200 mL 以上进行测试，再将结果修正至 100 mL 的测定值。

附　录　E

（资料性附录）

指示物各组成部分的示意图

指示物各组成部分见图 E.1。

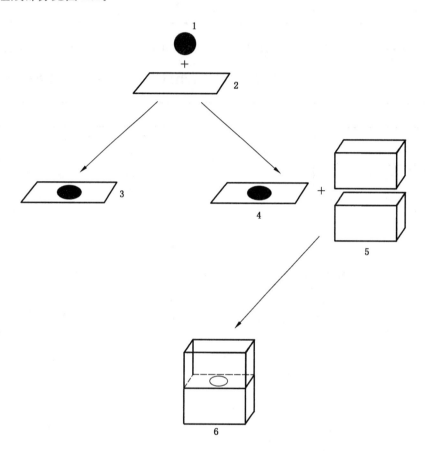

说明：

1——指示剂；

2——衬底；

3——指示物（一、三、四、五、六类）；

4——指示物系统；

5——特定的测试负载；

6——指示物（二类）。

图 E.1　指示物组成之间的关系

参 考 文 献

[1] ISO 5636-3 Paper and board—Determination of air permeance(medium range)—Part 3: Bendtsen method

[2] ISO 5636-5 Paper and board—Determination of air permeance and air resistance(medium range)—Part 5:Gurley method

[3] ISO 8601 Data elements and interchange formats—Information interchange—Representation of dates and times

[4] GB/T 19001 质量管理体系 要求(GB/T 19001—2008,ISO 9001:2008,IDT,Quality management systems—Requirements)

[5] ISO 11135-1 Sterilization of health care products—Ethylene oxide—Part 1:Requirements for development,validation and routine control of a sterilization process for medical devices

[6] ISO/TS 11135-2 Sterilization of health care products—Ethylene oxide—Part 2:Guidance on the application of ISO 11135-1

[7] ISO 11137-1 Sterilization of health care products—Radiation—Part 1:Requirements for the development,validation and routine control of a sterilization process for medical devices

[8] ISO 11138-2 Sterilization of health care products—Biological indicators—Part 2:Biological indicators for ethylene oxide sterilization processes

[9] ISO 11138-3 Sterilization of health care products—Biological indicators—Part 3:Biological indicators for moist heat sterilization processes

[10] ISO 11138-5 Sterilization of health care products—Biological indicators—Part 5: Biological indicators for low-temperature steam and formaldehyde sterilization processes

[11] ISO/TS 11139 Sterilization of health care products—Vocabulary

[12] GB 18282.1—2000 医疗保健产品灭菌 化学指示物 第1部分:通则(ISO 11140-1:1995, IDT,Sterilization of health care products—Chemical indicators—Part 1:General requirements)

[13] GB 18282.1—2015 医疗保健产品灭菌 化学指示物 第1部分:通则(ISO 11140-1:2005, IDT,Sterilization of health care products—Chemical indicators—Part 1:General requirements)

[14] GB 18282.3—2009 医疗保健产品灭菌 化学指示物 第3部分:用于BD类蒸汽渗透测试的二类指示物系统(ISO 11140-3:2007,IDT,Sterilization of health care products—Chemical indicators—Part 3:Class 2 indicator systems for use in the Bowie and Dick-type steam penetration test)

[15] GB 18282.4—2009 医疗保健产品灭菌 化学指示物 第4部分:用于替代性BD类蒸汽渗透测试的二类指示物(ISO 11140-4:2007,IDT,Sterilization of health care products—Chemical indicators—Part 4:Class 2 indicators as an alternative to the Bowie and Dick-type steam penetration test)

[16] ISO 11140-5:2007 Sterilization of health care products—Chemical indicators—Part 5: Class 2 indicators for Bowie and Dick-type air removal tests

[17] GB/T 19972 医疗保健产品灭菌 生物指示物 选择、使用及检验结果判断指南 (GB/T 19972—2005,ISO 14161:2000,IDT,Sterilization of health care products—Biological indicators—Guidance for the selection,use and interpretation of results)

[18] ISO 14937:2000 Sterilization of health care products—General requirements for characterization of a sterilizing agent and the development,validation and routine control of a sterilization process for medical devices

[19] ISO 17665-1 Sterilization of health care products—Moist heat—Part 1:Requirement for

the development,validation and routine control of a sterilization process for medical devices

［20］　ISO/TS 17665-2　Sterilization of health care products—Moist heat—Part 2:Guidance on the application of ISO 17665-1

［21］　GB/T 24628—2009　医疗保健产品灭菌　生物与化学指示物　测试设备(ISO 18472:2006, IDT,Sterilization of health care products—Biological and chemical indicators—Test equipment)

［22］　ISO 20857　Sterilization of health care products—Dry heat—Requirements for the development,validation and routine control of an industrial sterilization process for medical devices

［23］　EN 285　Sterilization—Steam sterilizers—Large sterilizers

［24］　EN 14180:2003　Sterilizers for medical purposes—Low temperature steam and formaldehyde sterilizers—Requirements and testing

［25］　EN 15424:2007　Sterilization of medical devices—Low temperature steam and formaldehyde—Requirements for development,validation and routine control of a sterilization process for medical devices

［26］　BOWIE,H.,KELSEY,J.C.and THOMPSON,G.R.,The Bowie and Dick autoclave tape test,Lancet,1963a,vol.I,p.586-587.

［27］　PFLUG,I.J.,Microbiology and engineering of sterilization processes,10th Edition,Environmental Sterilization Laboratory,1920 South First Street,Minneapolis,MN 55454,USA,1999.

［28］　ANSI/AAMI ST46　Good hospital practice:Steam sterilization and sterility assurance

ICS 91.140.30
C 51

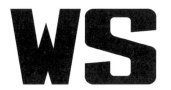

中华人民共和国卫生行业标准

WS 394—2012

公共场所集中空调通风系统卫生规范

Hygienic specification of central air conditioning ventilation system in
public buildings

2012-09-19 发布

2013-04-01 实施

中华人民共和国卫生部　　发 布

前　言

本标准按照 GB/T 1.1—2009 给出的规则起草。

本标准由卫生部环境卫生标准专业委员会提出。

本标准由中华人民共和国卫生部批准。

本标准负责起草单位：中国疾病预防控制中心环境与健康相关产品安全所、江苏省疾病预防控制中心、深圳市疾病预防控制中心。

本标准主要起草人：姚孝元、金银龙、刘凡、王俊起、戴自祝、张秀珍、于淑苑、孙波、金鑫、王艳、朱文玲、韩旭。

公共场所集中空调通风系统卫生规范

1 范围

本标准规定了公共场所集中空调通风系统(以下简称集中空调系统)的设计、质量、检验和管理等卫生要求。

本标准适用于公共场所使用的集中空调系统,其他场所集中空调系统可参照执行。

2 术语和定义

下列术语和定义适用于本文件。

2.1

新风量 air change flow

单位时间内由集中空调系统进入室内的室外空气的量,单位为 $m^3/(h \cdot 人)$。

2.2

可吸入颗粒物 inhalable particle matter

悬浮在空气中,空气动力学当量直径小于等于 10 μm,能够进入人体喉部以下呼吸道的颗粒状物质,简称 PM_{10}。

2.3

风管表面积尘量 duct surface dust

集中空调风管内表面单位面积灰尘的量,单位为 g/m^2。

3 设计卫生要求

3.1 集中空调系统新风量的设计应符合表1的要求。

表 1 新风量要求

场所名称	新风量 $m^3/(h \cdot 人)$
宾馆、饭店、旅店、招待所、候诊室、理发店、美容店、游泳场(馆)、博物馆、美术馆、图书馆、游艺厅(室)、舞厅等	≥30
饭馆、咖啡馆、酒吧、茶座、影剧院、录像厅(室)、音乐厅、公共浴室、体育场(馆)、展览馆、商场(店)、书店、候车(机、船)室、公共交通工具等	≥20

3.2 集中空调系统送风温度的设计宜使公共浴室的更衣室、休息室冬季室内温度达到 25 ℃,其他公共场所在 16 ℃～20 ℃之间;夏季室内温度在 26 ℃～28 ℃之间。

3.3 集中空调系统送风湿度的设计宜使游泳场(馆)相对湿度不大于 80%,其他公共场所相对湿度在 40%～65%之间。

3.4 集中空调系统送风风速的设计宜使宾馆、旅店、招待所、咖啡馆、酒吧、茶座、理发店、美容店及公共浴室的更衣室、休息室风速不大于 0.3 m/s。其他公共场所风速不大于 0.5 m/s。

3.5 对有睡眠、休憩需求的公共场所,集中空调系统运行所产生的噪声对场所室内环境造成的影响不得高于设备设施关闭状态时室内环境噪声值 5 dB(A 计权)。

3.6 集中空调系统应具备下列设施:

a) 应急关闭回风和新风的装置;

b) 控制空调系统分区域运行的装置;

c) 供风管系统清洗、消毒用的可开闭窗口,或便于拆卸的不小于 300 mm×250 mm 的风口。

3.7 集中空调系统宜设置去除送风中微生物、颗粒物和气态污染物的空气净化消毒装置。

3.8 集中空调系统的新风应直接取自室外,不应从机房、楼道及天棚吊顶等处间接吸取新风。

3.9 集中空调系统的新风口应设置防护网和初效过滤器,并符合以下要求:

a) 设置在室外空气清洁的地点,远离开放式冷却塔和其他污染源;

b) 低于排风口;

c) 进风口的下缘距室外地坪不宜小于 2 m,当设在绿化地带时,不宜小于 1 m;

d) 进排风不应短路。

3.10 集中空调系统的送风口和回风口应设置防虫媒装置,设备冷凝水管道应设置水封。

3.11 集中空调系统加湿方式宜选用蒸汽加湿,选用自来水喷雾或冷水蒸发的加湿方式应有控制军团菌繁殖措施。

3.12 集中空调系统开放式冷却塔应符合下列要求:

a) 开放式冷却塔的设置应远离人员聚集区域、建筑物新风取风口或自然通风口,不应设置在新风口的上风向,宜设置冷却水系统持续消毒装置;

b) 开放式冷却塔应设置有效的除雾器和加注消毒剂的入口;

c) 开放式冷却塔水池内侧应平滑,排水口应设在塔池的底部。

3.13 集中空调系统风管内表面应当光滑,易于清理。制作风管的材料不得释放有毒有害物质,宜使用耐腐蚀的金属材料;采用非金属材料制作风管时,必须保证风管的坚固及严密性,具有承受机械清洗设备工作冲击的强度。

4 卫生质量要求

4.1 集中空调系统新风量应符合表 1 的要求。

4.2 集中空调系统冷却水和冷凝水中不得检出嗜肺军团菌。

4.3 集中空调系统送风质量应符合表 2 的要求。

表 2 送风卫生指标

项 目	指 标
PM_{10}	≤0.15 mg/m³
细菌总数	≤500 CFU/m³
真菌总数	≤500 CFU/m³
β-溶血性链球菌	不得检出
嗜肺军团菌 (不作为许可的必检项目)	不得检出

4.4 集中空调系统风管内表面卫生指标应符合表3的要求。

表 3 风管内表面卫生指标

项　目	指　标
积尘量	$\leqslant 20\ g/m^2$
细菌总数	$\leqslant 100\ CFU/cm^2$
真菌总数	$\leqslant 100\ CFU/cm^2$

5 卫生管理要求

5.1 应建立集中空调系统卫生档案,主要包括以下内容:

a) 集中空调系统竣工图;

b) 卫生学检测或评价报告书;

c) 经常性卫生检查及维护记录;

d) 清洗、消毒及其资料记录;

e) 空调故障、事故及其他特殊情况记录。

5.2 应定期对集中空调系统进行检查、检测和维护。

5.3 应定期对集中空调系统下列部位进行清洗:

a) 开放式冷却塔每年清洗不少于一次;

b) 空气净化过滤材料应当每六个月清洗或更换一次;

c) 空气处理机组、表冷器、加热(湿)器、冷凝水盘等每年清洗一次。

5.4 集中空调系统出现下列情况时,应对相关部位进行清洗消毒:

a) 冷却水、冷凝水中检出嗜肺军团菌;

b) 送风质量不符合表2要求的;

c) 风管内表面积尘量、细菌总数、真菌总数有不符合表3要求的。

5.5 应制定集中空调系统预防空气传播性疾病的应急预案,主要包括以下内容:

a) 集中空调系统进行应急处理的责任人;

b) 不同送风区域隔离控制措施、最大新风量或全新风运行方案、空调系统的清洗、消毒方法等;

c) 集中空调系统停用后应采取的其他通风与调温措施等。

5.6 当空气传播性疾病暴发流行时,符合下列条件之一的集中空调系统方可继续运行:

a) 采用全新风方式运行的;

b) 装有空气净化消毒装置,并保证该装置有效运行的;

c) 风机盘管加新风的空调系统,能确保各房间独立通风的。

5.7 当空气传播性疾病暴发流行时,应每周对运行的集中空调系统的开放式冷却塔、过滤网、过滤器、净化器、风口、空气处理机组、表冷器、加热(湿)器、冷凝水盘等设备或部件进行清洗、消毒或者更换。

6 卫生检测要求

6.1 检测样本量

6.1.1 抽样比例不应少于空气处理机组对应的风管系统总数量的5%;不同类型的集中空调系统,每类至少抽1套。

6.1.2 每套应选择 2 个～5 个代表性部位。

6.1.3 集中空调系统的冷却水和冷凝水分别不应少于 1 个部位。

6.2 检验方法

6.2.1 集中空调系统新风量检测方法见附录 A。

6.2.2 集中空调系冷却水、冷凝水中嗜肺军团菌检验方法见附录 B。

6.2.3 集中空调送风中可吸入颗粒物检测方法见附录 C。

6.2.4 集中空调送风中细菌总数检验方法见附录 D。

6.2.5 集中空调送风中真菌总数检验方法见附录 E。

6.2.6 集中空调送风中 β-溶血性链球菌检验方法见附录 F。

6.2.7 集中空调送风中嗜肺军团菌检验方法见附录 G。

6.2.8 集中空调风管内表面积尘量检验方法见附录 H。

6.2.9 集中空调风管内表面微生物检验方法见附录 I。

6.3 检验结果判定

当检测结果为下列情况之一的,判定该套集中空调系统不符合卫生质量要求:

a) 冷却水或冷凝水中有嗜肺军团菌检出的;

b) 新风量检测结果不符合表 1 要求的;

c) 单个风口送风中细菌总数、真菌总数、β-溶血性链球菌、嗜肺军团菌检测结果有不符合表 2 要求的;

d) 抽取的各个风口送风中 PM_{10} 的平均值不符合表 2 要求的;

e) 风管内表面积尘中细菌总数、真菌总数检测结果有不符合表 3 要求的;

f) 风管内表面各采样点积尘量检测结果的平均值不符合表 3 要求的。

附　录　A
（规范性附录）
集中空调系统新风量检测方法

A.1　总则

本附录规定了用风管法测定集中空调系统的新风量，即直接在新风管上测定新风量的方法。

A.2　原理

在机械通风系统处于正常运行或规定的工况条件下，通过测量新风管某一断面的面积及该断面的平均风速，计算出该断面的新风量。如果一套系统有多个新风管，每个新风管均要测定风量，全部新风管风量之和即为该套系统的总新风量，根据系统服务区域内的人数，便可得出新风量结果。

A.3　仪器

A.3.1　标准皮托管：$K_p = 0.99 \pm 0.01$，或 S 型皮托管 $K_s = 0.84 \pm 0.01$。

A.3.2　微压计：精确度不低于 2%，最小读数不大于 1 Pa。

A.3.3　热电风速仪：最小读数不大于 0.1 m/s。

A.3.4　玻璃液体温度计或电阻温度计：最小读数不大于 1 ℃。

A.4　测点要求

A.4.1　检测点所在的断面应选在气流平稳的直管段，避开弯头和断面急剧变化的部位。

A.4.2　圆形风管测点位置和数量：将风管分成适当数量的等面积同心环，测点选在各环面积中心线与垂直的两条直径线的交点上，圆形风管测点数见表 A.1。直径小于 0.3 m、流速分布比较均匀的风管，可取风管中心一点作为测点。气流分布对称和比较均匀的风管，可只取一个方向的测点进行检测。

表 A.1　圆形风管测点数

风管直径 m	环数 个	测点数（两个方向共计）
≤1	1~2	4~8
>1~2	2~3	8~12
>2~3	3~4	12~16

A.4.3　矩形风管测点位置和数量：将风管断面分成适当数量的等面积矩形（最好为正方形），各矩形中心即为测点。矩形风管测点数见表 A.2。

表 A.2　矩形风管测点数

风管断面面积 m²	等面积矩形数 个	测点数 个
≤1	2×2	4
>1~4	3×3	9
>4~9	3×4	12
>9~16	4×4	16

A.5　测量步骤

A.5.1　测量风管检测断面面积(F),按表 A.1 或表 A.2 分环(分块)确定检测点。

A.5.2　皮托管法测定新风量测量步骤如下：

a) 检查微压计显示是否正常,微压计与皮托管连接是否漏气;

b) 将皮托管全压出口与微压计正压端连接,静压管出口与微压计负压端连接;

c) 将皮托管插入风管内,在各测点上使皮托管的全压测孔对着气流方向,偏差不得超过10°,测量出各点动压(P_d)。重复测量一次,取算术平均值;

d) 将玻璃液体温度计或电阻温度计插入风管中心点处,封闭测孔待温度稳定后读数,测量出新风温度(t);

e) 调查机械通风服务区域内设计人流量和实际最大人流量。

A.5.3　风速计法测定新风量测量步骤如下：

a) 按照热电风速仪使用说明书调整仪器;

b) 将风速仪放入新风管内测量各测点风速,以全部测点风速算术平均值作为平均风速;

c) 将玻璃液体温度计或电阻温度计插入风管中心点处,封闭测孔待温度稳定后读数,测量出新风温度(t);

d) 调查机械通风服务区域内设计人流量和实际最大人流量。

A.5.4　按要求对仪器进行期间核查和使用前校准。

A.6　结果计算

A.6.1　皮托管法测量新风量的计算见式(A.1)：

$$Q=\frac{\sum_{i=1}^{n}(3\,600 \times F \times 0.076 \times K_p \times \sqrt{273+t} \times \overline{\sqrt{P_d}})}{P} \qquad\cdots\cdots\cdots\cdots\cdots(\text{A.1})$$

式中：

Q ——新风量,单位为立方米每人小时[m³/(人·h)];

F ——新风管测量断面面积,单位为平方米(m²);

K_p ——皮托管系数;

t ——新风温度,单位为摄氏度(℃);

P_d ——新风动压值,单位为帕(Pa);

n ——一个机械通风系统内新风管的数量;

P ——服务区人数,取设计人流量与实际最大人流量2个数中的高值,单位为人。

A.6.2 风速计法测量新风量的计算见式(A.2)：

$$Q = \frac{\sum_{i=1}^{n} (3\ 600 \times F \times \overline{V})}{P}$$

.... (A.2)

式中：

Q ——新风量，单位为立方米每人小时$[\mathrm{m^3/(人 \cdot h)}]$；

F ——新风管测量断面面积，单位为平方米$(\mathrm{m^2})$；

$\overline{V}$ ——新风管中空气的平均速度，单位为米每秒$(\mathrm{m/s})$；

n ——一个系统内新风管的数量；

P ——服务区人数，取设计人流量与实际最大人流量2个数中的高值，单位为人。

A.6.3 换气次数的计算见式(A.3)：

$$A = \frac{Q \times P}{V}$$

.... (A.3)

式中：

A ——换气次数，单位为次每小时$(\mathrm{次/h})$；

Q ——新风量，单位为立方米每人小时$[\mathrm{m^3/(人 \cdot h)}]$；

P ——服务区人数；

V ——室内空气体积，单位为立方米$(\mathrm{m^3})$。

A.7 测量范围

皮托管法测量新风管风速范围为 $2\ \mathrm{m/s} \sim 30\ \mathrm{m/s}$，电风速计法测量新风管风速范围为 $0.1\ \mathrm{m/s} \sim 10\ \mathrm{m/s}$。

附　录　B

（规范性附录）

集中空调系统冷却水、冷凝水中嗜肺军团菌检验方法

B.1　总则

本附录规定了用培养法定性测定集中空调系统冷却水、冷凝水及其形成的沉积物、软泥等样品中的嗜肺军团菌，其他洗浴水、温泉水、景观水等样品中的嗜肺军团菌测定可参照执行。

B.2　术语和定义

下列术语和定义适用于本方法。

B.2.1

嗜肺军团菌　legionella pneumophila

样品经培养在 GVPC 琼脂平板上生成典型菌落，并在 BCYE 琼脂平板上生长而在 L-半光氨酸缺失的 BCYE 琼脂平板不生长，进一步经生化实验和血清学实验鉴定确认的菌落。

B.3　仪器和设备

B.3.1　平皿：ϕ90 mm。

B.3.2　CO_2 培养箱：35 ℃～37 ℃。

B.3.3　紫外灯：波长 360 nm±2 nm。

B.3.4　滤膜过滤器。

B.3.5　滤膜：孔径 0.22 μm～0.45 μm。

B.3.6　真空泵。

B.3.7　离心机。

B.3.8　涡旋振荡器。

B.3.9　普通光学显微镜、荧光显微镜。

B.3.10　水浴箱。

B.3.11　广口采样瓶：玻璃或聚乙烯材料，磨口，容积 500 mL。

B.4　培养基和试剂

B.4.1　GVPC 琼脂平板。

B.4.2　BCYE 琼脂平板。

B.4.3　BCYE-CYE 琼脂平板。

B.4.4　革兰氏染色液。

B.4.5　马尿酸盐生化反应管。

B.4.6　军团菌分型血清试剂。

B.5 采样

B.5.1 将广口采样瓶(B.3.11)用前灭菌。

B.5.2 每瓶中加入 $Na_2S_2O_3$ 溶液($c=0.1$ mol/L)0.3 mL～0.5 mL,中和样品中的氧化物。

B.5.3 水样采集位置:冷却水采样点设置在距塔壁 20 cm、液面下 10 cm 处,冷凝水采样点设置在排水管或冷凝水盘处。

B.5.4 每个采样点依无菌操作取水样约 500 mL。

B.5.5 采集的样品 2 d 内送达实验室,不必冷冻,但要避光和防止受热,室温下贮存不得超过 15 d。

B.6 检验步骤

B.6.1 样品的沉淀或离心:如有杂质可静置沉淀或 1 000 r/min 离心 1 min 去除。

B.6.2 样品的过滤:将经沉淀或离心的样品通过滤膜(B.3.5)过滤,取下滤膜置于 15 mL 灭菌水中,充分洗脱,备用。

B.6.3 样品的热处理:取 1 mL 洗脱样品,置 50 ℃水浴(B.3.10)加热 30 min。

B.6.4 样品的酸处理:取 5 mL 洗脱样品,调 pH 至 2.2,轻轻摇匀,放置 5 min。

B.6.5 样品的接种:取洗脱样品(B.6.2)、热处理样品(B.6.3)及酸处理样品(B.6.4)各 0.1 mL,分别接种 GVPC 平板(B.4.1)。

B.6.6 样品的培养:将接种平板静置于 CO_2 培养箱(B.3.2)中,温度为 35 ℃～37 ℃,CO_2 浓度为 2.5%。无 CO_2 培养箱可采用烛缸培养法。观察到有培养物生成时,反转平板,孵育 10 d,注意保湿。

B.6.7 菌落观察:军团菌生长缓慢,易被其他菌掩盖,从孵育第 3 天开始每天在显微镜(B.3.9)上观察。军团菌的菌落颜色多样,通常呈白色、灰色、蓝色或紫色,也能显深褐色、灰绿色、深红色;菌落整齐,表面光滑,呈典型毛玻璃状,在紫外灯下,部分菌落有荧光。

B.6.8 菌落验证:从平皿上挑取 2 个可疑菌落,接种 BCYE 琼脂平板(B.4.2)和 L-半光氨酸缺失的 BCYE 琼脂平板(B.4.3);35 ℃～37 ℃培养 2 d,凡在 BCYE 琼脂平板上生长而在 L-半光氨酸缺失的 BCYE 琼脂平板不生长的则为军团菌菌落。

B.6.9 菌型确定:应进行生化培养与血清学实验确定嗜肺军团菌。生化培养:氧化酶(－/弱＋),硝酸盐还原(－),尿素酶(－),明胶液化(＋),水解马尿酸。血清学实验:用嗜肺军团菌诊断血清进行分型。

附 录 C
（规范性附录）
集中空调送风中可吸入颗粒物（PM₁₀）检测方法

C.1 总则

本附录规定了用光散射式粉尘仪测定集中空调系统送风中可吸入颗粒物 PM₁₀ 的质量浓度，测量范围 0.001 mg/m³～10 mg/m³。

C.2 原理

当光照射在空气中悬浮的颗粒物上时，产生散射光。在颗粒物性质一定的条件下，颗粒物的散射光强度与其质量浓度成正比。通过测量散射光强度，应用质量浓度转换系数 K 值，求得颗粒物质量浓度。

C.3 仪器

颗粒物捕集性能：捕集效率为 50% 时所对应的颗粒物空气动力学直径 D_{a50} 为 10 μm±0.5 μm，捕集效率曲线的几何标准差 σ_g 为 1.5±0.1。

测量灵敏度：对于校正粒子，仪器 1 个计数/min＝0.001 mg/m³。

测量相对误差：对于校正粒子测量相对误差小于±10%。

测量范围：0.001 mg/m³～10 mg/m³ 以上。

仪器应内设出厂前已标定的具有光学稳定性的自校装置。

注：校正粒子为平均粒径 0.6 μm，几何标准偏差 σ≤1.25 的聚苯乙烯粒子。

C.4 测量步骤

C.4.1 检测点数量与位置

C.4.1.1 每套空调系统选择 3 个～5 个送风口进行检测。送风口面积小于 0.1 m² 的设置 1 个检测点，送风口面积在 0.1 m² 以上的设置 3 个检测点。

C.4.1.2 风口设置 1 个检测点的在送风口中心布置，设置 3 个检测点的在送风口对角线四等分的 3 个等分点上布点。

C.4.1.3 检测点位于送风口散流器下风方向 15 cm～20 cm 处。

C.4.2 检测时间与频次

C.4.2.1 应在集中空调系统正常运转条件下进行检测。

C.4.2.2 每个检测点检测 3 次。

C.4.3 仪器操作

C.4.3.1 对粉尘仪光学系统进行自校准。

C.4.3.2 根据送风中 PM₁₀ 浓度、仪器灵敏度、仪器测定范围确定仪器测定时间。

C.4.3.3 按使用说明书操作仪器。

C.5 结果计算

C.5.1 数据转换

对于非质量浓度的计数值,按式(C.1)转换为 PM_{10} 质量浓度:

$$c = R \cdot K \qquad\qquad\qquad\qquad\qquad\text{(C.1)}$$

式中:

c ——可吸入颗粒物 PM_{10} 的质量浓度,单位为毫克每立方米 (mg/m^3);

R ——仪器每分钟计数值,单位为个每分钟(个/min);

K ——质量浓度转换系数。

C.5.2 送风口 PM_{10} 浓度计算

第 k 个送风口 PM_{10} 的质量浓度 (c_k) 按式(C.2)计算:

$$c_k = \frac{1}{n}\sum_{j=1}^{n}\left(\frac{1}{3}\sum_{i=1}^{3}c_{ij}\right) \qquad\qquad\text{(C.2)}$$

式中:

c_{ij} ——第 j 个测点、第 i 次检测值;

n ——测点个数。

C.5.3 集中空调系统送风中 PM_{10} 浓度测定结果

一个系统(a)送风中 PM_{10} 的测定结果 (c_a) 按该系统全部检测的送风口 PM_{10} 质量浓度 (c_k) 的算术平均值给出。

附 录 D

（规范性附录）

集中空调送风中细菌总数检验方法

D.1 总则

本附录规定了用培养法测定集中空调系统送风中的细菌总数。

D.2 术语和定义

下列术语和定义适用于本方法。

D.2.1

细菌总数 total bacterial count

集中空调系统送风中采集的样品,计数在营养琼脂培养基上经 35 ℃～37 ℃、48 h 培养所生长发育的嗜中温性需氧和兼性厌氧菌落的总数。

D.3 仪器和设备

D.3.1 六级筛孔撞击式微生物采样器。

D.3.2 高压蒸汽灭菌器。

D.3.3 恒温培养箱。

D.3.4 平皿:φ90 mm。

D.4 培养基

D.4.1 营养琼脂培养基成分:

蛋白胨	10 g
氯化钠	5 g
肉膏	5 g
琼脂	20 g
蒸馏水	1 000 mL

D.4.2 制法:将蛋白胨、氯化钠、肉膏溶于蒸馏水中,校正 pH 为 7.2～7.6,加入琼脂,121 ℃,20 min 灭菌备用。

D.5 采样

D.5.1 采样点:每套空调系统选择 3 个～5 个送风口进行检测,每个风口设置 1 个检测点,一般设在送风口下方 15 cm～20 cm、水平方向向外 50 cm～100 cm 处。

D.5.2 采样环境条件:采样时集中空调系统必须在正常运转条件下,并关闭门窗 15 min～30 min 以上,尽量减少人员活动幅度与频率,记录室内人员数量、温湿度与天气状况等。

D.5.3 采样方法:以无菌操作,使用撞击式微生物采样器(D.3.1)以 28.3 L/min 流量采集 5 min～15 min。

D.6 检验步骤

将采集细菌后的营养琼脂平皿置 35 ℃～37 ℃培养 48 h,菌落计数。

D.7 结果报告

D.7.1 送风口细菌总数测定结果:菌落计数,记录结果并按稀释比与采气体积换算成 CFU/m³(空气中菌落形成单位每立方米)。

D.7.2 集中空调系统送风中细菌总数测定结果:一个系统送风中细菌总数的测定结果按该系统全部检测的送风口细菌总数测定值中的最大值给出。

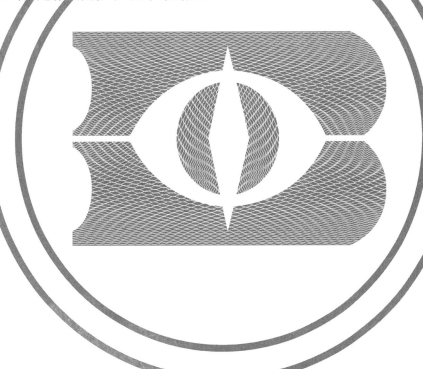

附 录 E

（规范性附录）

集中空调送风中真菌总数检验方法

E.1 总则

本附录规定了用培养法测定集中空调系统送风中的真菌总数。

E.2 术语和定义

下列术语和定义适用于本方法。

E.2.1
真菌总数 total fungi count
集中空调系统送风中采集的样品，计数在沙氏琼脂培养基上经 28 ℃、5 d 培养所形成的菌落数。

E.3 仪器和设备

见 D.3。

E.4 培养基

E.4.1 沙氏琼脂培养基成分：

蛋白胨	10 g
葡萄糖	40 g
琼脂	20 g
蒸馏水	1 000 mL

E.4.2 制法：将蛋白胨、葡萄糖溶于蒸馏水中，校正 pH 为 5.5～6.0,加入琼脂,115 ℃,15 min 灭菌备用。

E.5 采样

见 D.5。

E.6 检验步骤

将采集真菌后的沙氏琼脂培养基平皿置 28 ℃培养 5 d,逐日观察并于第 5 天记录结果。若真菌数量过多可于第 3 天计数结果,并记录培养时间。

E.7 结果报告

E.7.1 送风口真菌总数测定结果:菌落计数,记录结果并按稀释比与采气体积换算成 CFU/m^3(空气中菌落形成单位每立方米)。

E.7.2 集中空调系统送风中真菌总数测定结果:一个系统送风中真菌总数的测定结果按该系统全部检测的送风口真菌总数测定值中的最大值给出。

附 录 F

（规范性附录）

集中空调送风中 β-溶血性链球菌检验方法

F.1 总则

本附录规定了用培养法测定集中空调系统送风中的 β-溶血性链球菌。

F.2 术语和定义

下列术语和定义适用于本方法。

F.2.1

β-溶血性链球菌 β-hemolytic streptococcus

集中空调系统送风中采集的样品，经 35 ℃～37 ℃、24 h～48 h 培养，在血琼脂平板上形成的典型菌落。

F.3 仪器和设备

见 D.3。

F.4 培养基

F.4.1 血琼脂平板成分：

蛋白胨	10 g
氯化钠	5 g
琼脂	20 g
脱纤维羊血	5 mL～10 mL
蒸馏水	1 000 mL

F.4.2 制法：将蛋白胨、氯化钠、肉膏加热溶化于蒸馏水中，校正 pH 为 7.4～7.6，加入琼脂，121 ℃ 20 min 灭菌。待冷却至 50 ℃左右，以无菌操作加入脱纤维羊血，摇匀倾皿。

F.5 采样

见 D.5。

F.6 检验步骤

F.6.1 培养方法：采样后的血琼脂平板在 35 ℃～37 ℃下培养 24 h～48 h。

F.6.2 结果观察：培养后，在血琼脂平板上形成呈灰白色、表面突起、直径 0.5 mm～0.7 mm 的细小菌落，菌落透明或半透明，表面光滑有乳光；镜检为革蓝氏阳性无芽孢球菌，圆形或卵圆形，呈链状排列，受培养与操作条件影响链的长度在 4 个～8 个细胞至几十个细胞之间；菌落周围有明显的 2 mm～4 mm

界限分明、完全透明的无色溶血环。符合上述特征的菌落为β-溶血性链球菌。

F.7 结果报告

F.7.1 送风口β-溶血性链球菌测定结果:菌落计数,记录结果并按稀释比与采气体积换算成 CFU/m³（空气中菌落形成单位每立方米）。

F.7.2 集中空调系统送风中β-溶血性链球菌测定结果:一个系统送风中β-溶血性链球菌的测定结果按该系统全部检测的送风口β-溶血性链球菌测定值中的最大值给出。

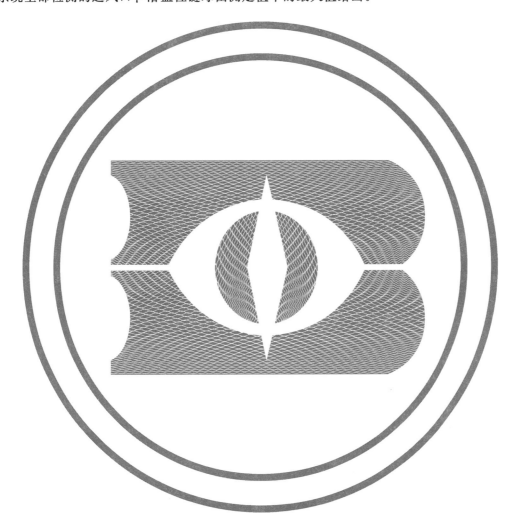

附　录　G
（规范性附录）
集中空调送风中嗜肺军团菌检验方法

G.1　总则

本附录规定了用液体冲击法测定集中空调系统送风中的嗜肺军团菌。

G.2　术语和定义

下列术语和定义适用于本方法。

G.2.1

嗜肺军团菌　legionella pneumophila

样品经培养在 GVPG 琼脂平板上生成典型菌落,并在 BCYE 琼脂平板上生长而在 L-半光氨酸缺失的 BCYE 琼脂平板不生长,进一步经生化实验和血清学实验鉴定确认的菌落。

G.3　仪器和设备

G.3.1　微生物气溶胶浓缩器:采样流量≥100 L/min.,对于直径 3.0 μm 以上粒子其捕集效率≥80% 或浓缩比≥8。

G.3.2　液体冲击式微生物气溶胶采样器:采样流量 7 L/min～15 L/min.,对于 0.5 μm 粒子的捕集效率≥90%。

G.3.3　离心管:容积 50 mL。

G.3.4　平皿:φ90 mm。

G.3.5　CO_2 培养箱:35 ℃～37 ℃。

G.3.6　紫外灯:波长 360 nm±2 nm。

G.3.7　涡旋振荡器。

G.3.8　普通光学显微镜、荧光显微镜。

G.3.9　水浴箱。

G.4　试剂和培养基

G.4.1　采样吸收液 1-GVPC 液体培养基

G.4.1.1　GVPC 添加剂成分:

多粘菌素 B 硫酸盐	10 mg
万古霉素	0.5 mg
放线菌酮	80 mg

G.4.1.2　BCYE 添加剂成分:

α-酮戊二酸	1.0 g
N-2 酰胺基-2 胺基乙烷磺酸（ACES）	10.0 g

氢氧化钾	2.88 g
L-半胱氨酸盐酸盐	0.4 g
焦磷酸铁	0.25 g

G.4.1.3 吸收液成分:

活性碳	2 g
酵母浸出粉	10 g
GVPC 添加剂	见 G.4.1.1
BCYE 添加剂	见 G.4.1.2
蒸馏水	1 000 mL

G.4.1.4 制法:将活性碳、酵母浸出粉加水至 1 000 mL,121 ℃下高压灭菌 15 min,加入 GVPC 添加剂(G.4.1.1)和 BCYE 添加剂(G.4.1.2),分装于灭菌后的离心管(G.3.3)中备用。

G.4.2 采样吸收液 2-酵母提取液

G.4.2.1 吸收液成分:

酵母浸出粉	12 g
蒸馏水	1 000 mL

G.4.2.2 制法:将酵母浸出粉加水至 1 000 mL,121 ℃下高压灭菌 15 min,分装于灭菌后的离心管(G.3.3)中备用。

G.4.3 盐酸氯化钾溶液[$c(HCl \cdot KCl) = 0.01$ mol/L]

G.4.3.1 成分:

盐酸(0.2 mol/L)	3.9 mL
氯化钾(0.2 mol/L)	25 mL

G.4.3.2 制法:将上述成分混合,用 1 mol/L 氢氧化钠调整 pH=2.2±0.2,121 ℃下高压灭菌 15 min 备用。

G.4.4 其他试剂

G.4.4.1 GVPC 琼脂平板。

G.4.4.2 BCYE 琼脂平板。

G.4.4.3 BCYE-CYE 琼脂平板。

G.4.4.4 革兰氏染色液。

G.4.4.5 马尿酸盐生化反应管。

G.4.4.6 军团菌分型血清试剂。

G.5 采样

G.5.1 采样点:每套空调系统选择 3 个~5 个送风口进行检测,每个风口设置 1 个测点,一般设在送风口下方 15 cm~20 cm,水平方向向外 50 cm~100 cm 处。

G.5.2 将采样吸收液 1(G.4.1)20 mL 倒入微生物气溶胶采样器(G.3.2)中,然后用吸管加入矿物油 1 滴~2 滴。

G.5.3 将微生物气溶胶浓缩器(G.3.1)与微生物气溶胶采样器(G.3.2)连接,按照微生物气溶胶浓缩器和微生物气溶胶采样器的流量要求调整主流量和浓缩流量。

G.5.4 按浓缩器和采样器说明书操作,每个气溶胶样品采集空气量 1 m³~2 m³。

G.5.5 将采样吸收液2(G.4.2)20 mL倒入微生物气溶胶采样器(G.3.2)中,然后用吸管加入矿物油1滴~2滴;在相同采样点重复G.5.3~G.5.4步骤。

G.5.6 采集的样品不必冷冻,但要避光和防止受热,4 h内送实验室检验。

G.6 检验步骤

G.6.1 样品的酸处理:对采样后的吸收液1(G.4.1)和吸收液2(G.4.2)原液各取1 mL,分别加入盐酸氯化钾溶液(G.4.3)充分混合,调pH至2.2,静置15 min。

G.6.2 样品的接种:在酸处理后的2种样品(G.6.1)中分别加入1 mol/L氢氧化钾溶液,中和至pH为6.9,各取悬液0.2 mL~0.3 mL分别接种GVPC平板(G.4.4)。

G.6.3 样品的培养:将接种平板静置于浓度为5%、温度为35 ℃~37 ℃的CO_2培养箱(G.3.5)中,孵育10 d。

G.6.4 菌落观察:从孵育第3天开始观察菌落。军团菌的菌落颜色多样,通常呈白色、灰色、蓝色或紫色,也能显深褐色、灰绿色、深红色;菌落整齐,表面光滑,呈典型毛玻璃状,在紫外灯下,部分菌落有荧光。

G.6.5 菌落验证:从平皿上挑取2个可疑菌落,接种BCYE琼脂平板(G.4.5)和L-半光氨酸缺失的BCYE琼脂平板(G.4.6),35 ℃~37 ℃培养2 d,凡在BCYE琼脂平板上生长而在L-半光氨酸缺失的BCYE琼脂平板不生长的则为军团菌菌落。

G.6.6 菌型确定:应进行生化培养与血清学实验确定嗜肺军团菌。生化培养:氧化酶(—/弱＋),硝酸盐还原(—),尿素酶(—),明胶液化(＋),水解马尿酸。血清学实验:用嗜肺军团菌诊断血清进行分型。

G.7 结果报告

G.7.1 采样点测定结果:两种采样吸收液中至少有一种吸收液培养出嗜肺军团菌,即为该采样点嗜肺军团菌阳性。

G.7.2 一套系统测定结果:一套系统中任意一个采样点嗜肺军团菌检测阳性,即该空调系统送风中嗜肺军团菌的测定结果为阳性。

附 录 H

（规范性附录）

集中空调风管内表面积尘量检验方法

H.1 总则

本附录规定了用称重法测定集中空调系统风管内表面的积尘量。

H.2 原理

采集风管内表面规定面积的全部积尘，以称重方法得出风管内表面单位面积的积尘量，表示风管的污染程度。

H.3 设备和器材

H.3.1 定量采样机器人或手工擦拭采样规格板：采样机器人采样面积为 50 cm² 或 100 cm²，采样精度为与标准方法的相对误差小于 20%；采样规格板面积为 50 cm² 或 100 cm²，面积误差小于 5%。

H.3.2 采样材料：无纺布或其他不易失重的材料。

H.3.3 密封袋。

H.3.4 必要的采样工具。

H.3.5 分析天平，精度 0.000 1 g。

H.3.6 恒温箱。

H.3.7 干燥器。

H.4 采样

H.4.1 采样点数量：机器人采样每套空调系统至少选择 3 个采样点，手工擦拭采样每套空调系统至少选择 6 个采样点。

H.4.2 采样点布置：机器人采样在每套空调系统的风管中（如送风管、回风管、新风管）选择 3 个代表性采样断面，每个断面设置 1 个采样点。手工擦拭采样在每套空调系统的风管中选择 2 个代表性采样断面，每个断面在风管的上面、底面和侧面各设置 1 个采样点；如确实无法在风管中采样，可抽取该套系统全部送风口的 3%～5%且不少于 3 个作为采样点。

H.4.3 风管开孔：在风管采样时将维修孔、清洁孔打开或现场开孔，在送风口采样时将风口拆下。

H.4.4 采样：使用定量采样机器人或手工法（H.3.1）在确定的位置、规定的面积内采集风管表面全部积尘，表面积尘较多时用刮拭法采样，积尘较少不适宜刮拭法时用擦拭法采样，并将积尘样品完好带出风管。

H.5 检验步骤

H.5.1 将采样材料（H.3.2）放在 105 ℃恒温箱内（H.3.6）干燥 2 h 后放入干燥器（H.3.7）内冷却 4 h，或直接放入干燥器中（H.3.7）存放 24 h 后，放入密封袋（H.3.3）用天平（H.3.5）称量出初重。

H.5.2 将采样后的积尘样品进行编号,并放回原密封袋中保管,送实验室。

H.5.3 将样品按 H.5.1 处理、称量,得出终重。

H.5.4 各采样点的积尘样品终重与初重之差为各采样点的积尘重量。

H.6 结果计算

H.6.1 采样点积尘量:根据每个采样点积尘重量和采样面积换算成每平方米风管内表面的积尘量。

H.6.2 风管污染程度:取各个采样点积尘量的平均值为风管污染程度的测定结果,以 g/m^2(风管内表面积尘的重量每平方米)表示。

附　录　I
（规范性附录）
集中空调风管内表面微生物检验方法

I.1　总则

本附录规定了用培养法测定集中空调系统风管内表面的细菌总数和真菌总数。

I.2　术语和定义

下列术语和定义适用于本方法。

I.2.1

细菌总数　total bacterial count

集中空调系统送风中采集的样品，计数在营养琼脂培养基上经 35 ℃～37 ℃、48 h 培养所生长发育的嗜中温性需氧和兼性厌氧菌落的总数。

I.2.2

真菌总数　total fungi count

集中空调系统送风中采集的样品，计数在沙氏琼脂培养基上经 28 ℃、5 d 培养所形成的菌落数。

I.3　仪器和设备

I.3.1　定量采样机器人或采样规格板：采样机器人采样面积为 50 cm² 或 100 cm²，采样精度为与标准方法的相对误差小于 20%；采样规格板面积为 25 cm²。
I.3.2　高压蒸汽灭菌器。
I.3.3　恒温培养箱。
I.3.4　平皿：ϕ90 mm。

I.4　培养基和试剂

I.4.1　营养琼脂培养基：成分与制法见 D.4。
I.4.2　沙氏琼脂培养基：成分与制法见 E.4。
I.4.3　吐温 80（φ＝0.01%）。

I.5　采样

I.5.1　采样点数量：见 H.4.1。
I.5.2　采样点布置：见 H.4.2。
I.5.3　采样：使用定量采样机器人或人工法（I.3.1）在确定的位置、规定的面积内采样，表面积尘较多时用刮拭法采样，积尘较少不适宜刮拭法时用擦拭法采样。整个采样过程应无菌操作。

I.6 检验步骤

I.6.1 刮拭法采集的样品:将采集的积尘样品无菌操作称取 1 g,加入到吐温 80 水溶液(I.4.3)中,做 10 倍梯级稀释,取适宜稀释度 1 mL 倾注法接种平皿。

I.6.2 擦拭法采集的样品:将擦拭物无菌操作加入到吐温 80 水溶液(I.4.3)中,做 10 倍梯级稀释,取适宜稀释度 1 mL 倾注法接种平皿。

I.6.3 培养与计数:分别见 D.6 和 E.6。

I.7 结果报告

I.7.1 风管表面细菌总数、真菌总数测定结果:菌落计数,记录结果并按稀释比换算成 CFU/cm²。

I.7.2 集中空调系统风管表面微生物测定结果:一个系统风管表面细菌总数、真菌总数的测定结果分别按该系统全部检测的风管表面细菌总数、真菌总数测定值中的最大值给出。

———————————

ICS 91.140.30
C 51

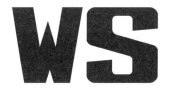

中华人民共和国卫生行业标准

WS/T 395—2012

公共场所集中空调通风系统
卫生学评价规范

Hygienic evaluation specification of central
air conditioning ventilation system in public buildings

2012-09-19 发布　　　　　　　　　　　　　　2013-04-01 实施

中华人民共和国卫生部　　发 布

前　言

本标准按照 GB/T 1.1—2009 给出的规则起草。

本标准由卫生部环境卫生标准专业委员会提出。

本标准由中华人民共和国卫生部批准。

本标准负责起草单位：江苏省疾病预防控制中心、中国疾病预防控制中心环境与健康相关产品安全所、深圳市疾病预防控制中心。

本标准主要起草人：张秀珍、姚孝元、金银龙、刘凡、王俊起、戴自祝、陈连生、陈晓东、周连、余淑苑。

公共场所集中空调通风系统
卫生学评价规范

1 范围

本标准规定了新建、改建、扩建的公共场所集中空调通风系统(以下简称集中空调系统)的设计和竣工验收卫生学评价的技术要求。

本标准适用于已投入运行的公共场所集中空调系统,其他场所集中空调系统的卫生学评价参照执行。

2 规范性引用文件

下列文件对于本文件的应用是必不可少的,凡是注日期的引用文件,仅注日期的版本适用于本文件。凡是不注日期的引用文件,其最新版本(包括所有的修改单)适用于本文件。

WS 394 公共场所集中空调通风系统卫生规范

WS/T 396 公共场所集中空调通风系统清洗消毒规范

公共场所卫生管理条例实施细则 卫生部

3 卫生学评价机构

3.1 基本要求

3.1.1 具有独立的法人资格。

3.1.2 拥有固定的办公场所和相应的实验室。

3.1.3 检测项目应当获得省级以上实验室资质认定。

3.2 人员要求

3.2.1 **技术负责人** 应具有副高级以上专业技术职称并从事相关专业工作 5 年以上。

3.2.2 **专业技术人员** 应有不少于 5 名与集中空调系统卫生学评价工作相适应的公共卫生、卫生检测专业人员,并具备相应的专业技术能力,其中中级专业技术职称以上人员不少于专业人员总数的 40%。

3.2.3 专业人员应经过培训,并考核合格。

3.3 质量管理体系要求

应设立专门的质量管理部门,并有完善的符合集中空调系统卫生学评价质量的管理体系。

3.4 设备要求

3.4.1 拥有量值准确可靠、性能良好,与集中空调系统卫生学评价项目相配套的仪器设备,基本仪器设备见附录 A。

3.4.2 仪器设备的配置应能满足工作的需要,并能良好运行。

3.4.3 仪器设备应定期进行计量检定,并贴有检定或校验标识。定量采样机器人应编制自校规程并定期进行不确定度评定。

3.4.4 仪器设备应有完整的操作规程。

4 卫生学评价

4.1 评价依据

4.1.1 国家标准、规范,主要包括:

 a) 《中华人民共和国传染病防治法》;

 b) 《公共场所卫生管理条例》;

 c) 《公共场所卫生管理条例实施细则》;

 d) WS 394;

 e) WS/T 396;

 f) 公共场所卫生标准。

4.1.2 公共场所经营者提供的技术资料,主要包括:

 a) 建设项目的审批文件;

 b) 建设项目概况资料;

 c) 集中空调系统设计资料。

4.1.3 其他相关文件和资料。

4.2 评价内容与方法

4.2.1 设计评价

4.2.1.1 对所提供的技术资料进行基本情况分析,主要包括:

 a) 建设项目地点、总投资、平面布局、建筑面积;

 b) 建设项目用途、服务人数;

 c) 空调类型、气流形式和系统设计参数;

 d) 冷却塔的类型和位置;

 e) 新风口位置,过滤及防护设施;

 f) 其他方面按 WS 394 的要求。

4.2.1.2 在基本情况分析的基础上进行现场调查,主要包括:

 a) 周边环境现状及危害因素,必要时进行监测;

 b) 建筑物现况及自身卫生状况。

4.2.1.3 结合基本情况分析和现场调查结果,对集中空调系统设计资料进行评价,主要包括:

 a) 温度、相对湿度、风速、噪声、新风量等设计参数;

 b) 机房、风管、冷却塔、空气净化装置、加湿装置、应急关闭回风的装置、控制集中空调系统分区域运行的装置、清洗用的可开闭窗口等设备、设施;

 c) 新风、排风、送回风等通风系统;

 d) 空调水系统、气流组织、空调管道材质和保温材料等;

 e) 新风口过滤网设置、防护设施等;

 f) 冷却塔周边卫生状况等。

4.2.2 竣工验收评价

4.2.2.1 现场调查

现场调查应按下列要求进行：

a) 集中空调系统试运行时卫生状况；

b) 集中空调系统设备设置和布局。

4.2.2.2 卫生检测

4.2.2.2.1 样本量：

a) 抽样比例不应少于空气处理机组对应的风道系统总数量的 5‰，不同类型的集中空调系统，每类至少抽 1 套。应具有随机性、代表性和可行性；

b) 每套系统应选择 3 个～5 个代表性部位；

c) 冷却水、冷凝水不少于 1 个部位；冷却水需采集平行样品；

d) 每套空调系统选择 3 个～5 个送风口进行检测。PM$_{10}$：送风口面小于 0.1 m^2，设置 1 个检测点，送风口面积大于 0.1 m^2，设置 3 个检测点；送风中细菌总数、真菌总数、β-溶血性链球菌：每个送风口设一个采样点。嗜肺军团菌(根据实际情况选测)，每个送风口设一个采样点；

e) 新风每个进风管不少于 1 个部位。

4.2.2.2.2 检测指标和方法按 WS 394 要求执行。

4.2.2.3 分析和评估

根据检测结果对可能造成的健康危害进行分析和评估。

4.3 评价结论和建议

根据评价结果分别作出评价结论，并针对发现的卫生问题提出相应的建议。

5 评价报告

5.1 评价报告分为评价报告表、评价报告书两种形式。评价报告表的编制见附录 B，评价报告书的编制见附录 C。

5.2 评价报告是卫生学评价工作的总结性文件，应在基本情况分析、现场调查、卫生检测、评价分析的基础上，全面、真实地反映卫生学评价的全部工作，文字要求简洁、准确，用语规范，结论明确。

5.3 评价报告应包括项目的基本情况、评价依据、评价内容和方法、调查与检测结果分析、评价结论和建议。

附　录　A

（规范性附录）

集中空调系统卫生学评价机构的基本仪器设备要求

A.1　集中空调系统卫生学评价机构的基本仪器设备要求见表 A.1。

表 A.1　集中空调系统卫生学评价机构的基本仪器设备要求

测定项目	仪器设备	技术参数与要求
微生物	真菌检验实验室	
	培养箱	35 ℃±1 ℃或 37 ℃±1 ℃
	厌氧培养装置	
	普通冰箱、低温冰箱	
	紫外灯	波长 360 nm±2 nm
	涡旋振荡器	可达 200 r/min 以上
	离心机	
	滤膜滤器	可装直径 45 mm 滤膜
	恒温水浴	
	普通光学显微镜	
	荧光显微镜	
	体式镜	
	六级筛孔空气撞击式采样器	对空气中细菌的捕获率大于 95%
微小气候及新风量	温、湿度计	温度最小分辨率 0.1 ℃,测量精度±0.5 ℃
	热电风速仪（风速计法）	相对湿度最小分辨率 0.1%,测量精度±3%
		最小读数应不大于 0.1 m/s
		测量范围 0.05 m/s～30 m/s
	标准皮托管（皮托管法）	$K_p=0.99±0.01$（或 S 型皮托管）
		$K_p=0.84±0.01$
	微压计（皮托管法）	精确度应不低于 2%,最小读数应不大于 1 Pa
可吸入颗粒物	便携式 PM_{10} 直读仪	仪器测定范围 0.01 mg/m³～10 mg/m³
积尘量	分析天平	范围 0 g～80 g,精度 0.000 1 g
风管采样	定量采样机器人（运动系统、采样系统、监视录像系统、操作控制系统）	采样精度:与标准方法之间的相对误差<20%;采样一致性:相同积尘量样品之间相对偏差<10%

附　录　B

（规范性附录）

集中空调系统卫生学评价表的编制

B.1　封面页

封面页应包括：

a)　"集中空调系统卫生学评价报告表"名称；

b)　报告表编号；

c)　评价机构名称（加盖公章）；

d)　报告表签发时间。

B.2　首页

首页应包括：

a)　评价项目名称；

b)　评价项目地址；

c)　委托单位名称；

d)　委托单位地址；

e)　委托单位联系人；

f)　委托单位联系电话；

g)　评价技术负责人（包括签字）；

h)　评价人员名单（包括姓名、职称、专业、签字）；

i)　审核人（包括签字）。

集中空调系统卫生学评价表见表 B.1。

表 B.1　集中空调系统卫生学评价表

评价项目名称						
评价项目地址						
项目性质	新建□		改建□	扩建□		已投入运行□
法定代表人		联系电话			传真	
联系人		联系电话			传真/Email	
建设项目用途		服务人数 人			建筑面积 m²	
总投资概算 万元		集中空调系统投资概算 万元				
评价项目概况：						

表 B.1（续）

空调系统设计（或试运行）情况：	
空调通风系统工艺及基本参数：	
评价目的	
评价依据	
现场调查情况	周边环境现状、建筑物现况及自身污染状况
	空调通风系统卫生状况
	空调通风系统设备设置和布局
	空调通风系统相关管理制度
卫生检测与评价	抽样方法
	检测方法
	检测结果
	检测结果评价
结论与建议	

附 录 C

（规范性附录）

集中空调系统卫生学评价报告书的编制

C.1 封面页

封面页一般包括：

a) 评价报告编号；

b) 评价项目名称：

×××××集中空调通风系统卫生学评价报告

c) 评价机构名称（包括盖章）；

d) 报告编制日期。

C.2 首页

首页一般包括：

a) 委托单位名称；

b) 委托单位地址；

c) 评价项目地址；

d) 委托单位联系人；

e) 委托单位联系电话；

f) 评价技术负责人（包括签字）；

g) 评价人员名单（包括姓名、职称、专业、签字）；

h) 审核人（包括签字）。

C.3 正文

正文一般包括：

a) 评价项目名称；

b) 任务来源；

c) 评价目的；

d) 评价范围；

e) 评价依据；

f) 项目概况；

g) 评价内容与方法；

h) 分析、调查、检测数据与结果；

i) 结论和建议。

ICS 91.140.30
C 51

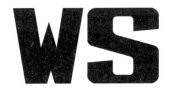

中华人民共和国卫生行业标准

WS/T 396—2012

公共场所集中空调通风系统
清洗消毒规范

Specification of cleaning and disinfecting for
central air conditioning ventilation system in public buildings

2012-09-19 发布　　　　　　　　　　　　2013-04-01 实施

中华人民共和国卫生部　　发 布

前　言

本标准按照 GB/T 1.1—2009 给出的规则起草。

本标准由卫生部环境卫生标准专业委员会提出。

本标准由中华人民共和国卫生部批准。

本标准负责起草单位：中国疾病预防控制中心环境与健康相关产品安全所、江苏省疾病预防控制中心、深圳市疾病预防控制中心。

本标准主要起草人：金银龙、刘凡、陈连生、陈晓东、余淑苑、张流波、张志诚、张秀珍。

公共场所集中空调通风系统
清洗消毒规范

1 范围

本标准规定了集中空调系统各主要设备、部件的清洗与消毒方法、清洗过程以及专业清洗机构、专用清洗消毒设备的技术要求和专用清洗消毒设备的检验方法。

本标准适用于公共场所集中空调系统的清洗与消毒,其他集中空调系统的清洗与消毒可参照执行。

2 规范性引用文件

下列文件对于本文件的应用是必不可少的。凡是注日期的引用文件,仅注日期的版本适用于本文件。凡是不注日期的引用文件,其最新版本(包括所有的修改单)适用于本文件。

WS/T 395 公共场所集中空调通风系统卫生学评价规范

3 术语和定义

下列术语和定义适用于本文件。

3.1

集中空调通风系统 central air conditioning ventilation system

为使房间或封闭空间空气温度、湿度、洁净度和气流速度等参数达到设定要求而对空气进行集中处理、输送、分配的所有设备、管道及附件、仪器仪表的总和。

3.2

集中空调系统清洗 central air conditioning system cleaning

采用某些技术或方法清除空调风管、风口、空气处理单元和其他部件内与输送空气相接触表面以及空调冷却水塔内积聚的颗粒物、微生物。

3.3

集中空调系统消毒 central air conditioning system disinfecting

采用物理或化学方法杀灭空调风管、冷却塔、表冷器、风口、空气处理单元和其他部件内与输送空气相接触表面以及冷却水、冷凝水、积尘中的致病微生物。

3.4

专用清洗消毒设备 special equipment for cleaning and disinfection

用于集中空调系统的主要清洗设备、工具、器械,风管内定量采样设备和净化消毒装置、消毒剂等的总称。

3.5

机械清洗 mechanical cleaning

使用物理清除方式的专用清洗设备、工具对集中空调系统进行清洗。

3.6

专业清洗机构 professional cleaning organization

从事公共场所集中空调系统清洗、消毒的专业技术服务单位。

4 清洗技术要求

4.1 清洗范围

风管清洗范围包括:送风管、回风管和新风管。

部件清洗范围包括:空气处理机组的内表面、冷凝水盘、加湿和除湿器、盘管组件、风机、过滤器及室内送回风口等。

开放式冷却水塔。

4.2 现场检查与准备

专业清洗机构应查阅集中空调系统有关技术资料,对需要清洗的集中空调系统进行现场勘察和检查,确定适宜的清洁工具、设备和工作流程。并根据集中空调系统的情况和本标准的技术要求,制定详细的清洗工作计划和清洗操作规程。

4.3 风管清洗

金属材质内表面风管的清洗,应使用可以进入风管内并能够正常工作的清洗设备和连接在风管开口处且能够在清洗断面保持足够风速的捕集装置,将风管内的颗粒物、微生物有效地清除下来并输送到捕集装置中,严禁操作人员进入风管内进行人工清洗。

风管的清洗工作应分段、分区域进行,清洗工作段的长度应保证清洗时风管内污染物不外逸,并在风管清洗工作段与非工作段之间采取气囊密封、在进行清洗的风管与相连通的室内区域之间保持压力梯度等有效隔离空气措施。

4.4 部件清洗

4.4.1 清洗原则

采用专用工具、器械对部件进行清洗,清洗后的部件均应满足有关标准的要求。部件可直接进行清洗或拆卸后进行清洗,清洗后拆卸的部件应恢复到原来所在位置,可调节部件应恢复到原来的调节位置。

4.4.2 清洗方法

4.4.2.1 空气处理机组、新风机组等清洗:机组等的清洗主要包括风机、换热器、过滤器(网)、加湿(除湿器)、箱体、混风箱、风口等与处理(输送)空气相接触的表面,可使用负压吸尘机去除部件表面污染物的干式清洗方式,亦可使用带有一定压力的清水或中性清洗剂配合专用工具清除部件表面污染物的湿式清洗方式,必要时应联合使用干式和湿式清洗方式。

4.4.2.2 风机盘管清洗:风机盘管的清洗主要包括风机叶轮、换热器表面和冷凝水盘等,宜采用湿式清洗方式。湿式清洗时首先要疏通排水管或采取有效收集措施,当发现盘管组件不能有效清洗时,应拆卸后进行清洗。

4.5 冷却塔清洗

按有关操作规程对集水池及相关部位进行清洗,有效去除塔内的沉积物、腐蚀物、藻类、生物膜等污物,使冷却塔内表面及部件湿表面无残留污染物。

4.6 清洗作业过程中的污染物控制

清洗过程中应采取风管内部保持负压、作业区隔离、覆盖、清除的污物妥善收集等有效控制措施,防止集中空调系统内的污染物散布到非清洗工作区域。

4.7 作业出入口

清洗机构可通过集中空调系统风管不同部位原有的清洗（检修）口出入设备，进行相应的清洗与检查工作。必要时可切割其他清洗口，并保证清洗作业后将其密封处理并达到防火要求。切割的清洗口密封分为可开启式清洗门和固定式嵌板两种，其使用的材料和结构应不导致空调系统强度与功能的降低。

5 消毒技术要求

5.1 消毒时机

必要时应对集中空调系统的风管、设备、部件进行消毒处理。

5.2 风管消毒方法

风管应先清洗，后消毒。可采用化学消毒剂喷雾消毒，金属管壁首选季铵盐类消毒剂，非金属管壁首选过氧化物类消毒剂。

5.3 部件消毒方法

5.3.1 冷却水消毒

冷却水宜采用物理或化学持续消毒方法。当采用化学消毒时首选含氯消毒剂，将消毒剂加入冷却水中，对冷却水和冷却塔同时进行消毒。

5.3.2 过滤网、过滤器、冷凝水盘消毒

过滤网、过滤器、冷凝水盘应先清洗，后消毒，采用浸泡消毒方法，部件过大不易浸泡时可采用擦拭或喷雾消毒方法，重复使用的部件首选季铵盐类消毒剂，不再重复使用的部件首选过氧化物类消毒剂。

5.3.3 净化器、风口、空气处理机组、表冷器、加热(湿)器消毒

净化器、风口、空气处理机组、表冷器、加热(湿)器的消毒首选季铵盐类消毒剂，应先清洗，后消毒，采用擦拭或喷雾消毒方法。

5.3.4 冷凝水消毒

在冷凝水中加入消毒剂作用一定时间后排放，首选含氯消毒剂。

6 清洗、消毒效果及安全措施要求

6.1 清洗、消毒效果

6.1.1 清洗效果要求

风管清洗后，风管内表面积尘残留量宜小于 1 g/m^2，风管内表面细菌总数、真菌总数应小于100 CFU/m^2。

部件清洗后，表面细菌总数、真菌总数应小于100 CFU/m^2。

6.1.2 消毒效果要求

集中空调系统消毒后,其自然菌去除率应大于90%,风管内表面细菌总数、真菌总数应小于100 CFU/m²,且致病微生物不得检出。

冷却水消毒后,其自然菌去除率应大于90%,且嗜肺军团菌等致病微生物不得检出。

6.1.3 清洗、消毒效果检验

集中空调系统清洗、消毒后7日内,由经培训合格的检验人员按照有关卫生要求进行检验,不具备检验能力的可以委托检验。

6.1.4 清洗效果的影像资料

集中空调系统清洗后,应将所有清洗过程制成影像资料,影像资料中应有区分不同清洗区域的标识。

6.2 安全措施

专业清洗机构应遵守有关的安全规定制定安全制度,清洗现场应设置安全员,加强清洗施工人员的个人防护,采取有效措施保证清洗施工人员及建筑物内人员的安全,并保护好环境。

6.3 污物处理

从集中空调系统的风管清除出来的所有污物均应妥善保存,积尘使用含氯消毒剂直接浇洒致其完全湿润后按普通垃圾处理,其他污染物按有关规定进行处理。

7 清洗机构要求

为方便标准使用者,附录A给出了从事公共场所集中空调系统清洗消毒工作的专业机构的基本技术要求,供参考。

附　录　A
（资料性附录）
专业清洗机构基本技术要求

A.1　机构的基本要求

A.1.1　专业清洗机构应具有独立法人资格。

A.1.2　专业清洗机构应有固定的办公和工作场地。

A.1.3　专业清洗机构应具备相应的技术能力。

A.2　人员要求

A.2.1　从事集中空调系统清洗的专业机构应具有工程技术、空调通风、仪器仪表等专业及技术工人配套的技术人员队伍，从事集中空调系统消毒工作的专业机构还应有消毒技术人员。

A.2.2　清洗、消毒人员上岗前应经过专门知识培训，其比例应不少于全体员工的80%。

A.2.3　从事集中空调系统消毒工作的消毒技术人员应具备大专以上学历，从事相关专业3年以上，掌握消毒基本知识和消毒效果评价方法，以及消毒剂配制、消毒机器人操作等现场消毒技术。

A.3　管理体系要求

A.3.1　清洗质量管理

专业清洗机构应设立专门质量管理部门，建立健全空调风管系统清洗全过程的质量管理规章制度和清洗工程档案、资料保管制度，制定出本机构具体的清洗操作规程、清洗质量保证措施、自检方法等。

A.3.2　安全管理

专业清洗机构应制定严格的安全管理制度，主要包括现场安全员、现场工作人员的人身安全、人员防护、设备安全、环境保护、污染物处理制度等。

A.3.3　安全措施

专业清洗机构应为现场清洗工作人员提供必要的人身安全保护器材、个人防护用品、设备用电用气安全保护装置等。

A.4　实验室要求

A.4.1　集中空调清洗检测实验室

从事集中空调系统清洗效果检测的专业清洗机构应配备经培训合格的检验人员，并满足WS/T 395中质量管理体系、积尘量检验设备及实验室等相关要求。

A.4.2　集中空调消毒检测实验室

从事集中空调系统消毒工作的专业机构应具备使用面积在25 m² 以上进行消毒效果评价的独立实

验室,以及冰箱、培养箱、压力蒸汽灭菌器、Ⅱ级生物安全柜等微生物检测设备的基本条件。

A.5 专用清洗消毒设备种类

专业清洗机构应具有与其技术水平和服务能力相适应的专用清洗消毒设备(主要设备种类见表 A.1)以及其他清洗、消毒所需要的设备、器材、工具和试剂等。

表 A.1 空调风管主要专用清洗消毒设备清单

服务能力	设备名称
清洗	风管清洗机器人 捕集装置 风管手持清洗装置 圆形风管清洗装置 非水平风管清洗装置 风管开孔器(机) 部件清洗装置
消毒	风管消毒装置 气动(电动)超低容量喷雾器 消毒剂等

ICS 11.080.01
C 47

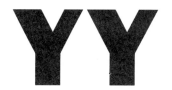

中华人民共和国医药行业标准

YY/T 0802—2020
代替 YY/T 0802—2010

医疗器械的处理　医疗器械制造商
提供的信息

Processing of medical devices—Information to be provided by the
medical device manufacturer

(ISO 17664:2017,Processing of health care products—Information to
be provided by the medical device manufacturer for
the processing of medical devices,MOD)

2020-06-30 发布

2021-12-01 实施

国家药品监督管理局　　发　布

前　言

本标准按照 GB/T 1.1—2009 给出的规则起草。

本标准代替 YY/T 0802—2010《医疗器械的灭菌　制造商提供的处理可重复灭菌医疗器械的信息》，与 YY/T 0802—2010 相比，除编辑性修改外主要技术变化如下：

——修改了标准的题目，处理的医疗器械不仅包括可重复灭菌医疗器械，也包括非无菌提供的一次性使用医疗器械；

——增加了引言和规范性引用文件；

——增加了部分术语（见 3.2、3.6、3.9～3.12、3.14、3.15、3.17、3.18）；

——修改了部分术语和定义（见 3.4、3.21，2010 年版的 2.4、2.13）；

——修改了章的结构和顺序（见第 4 章～第 7 章，2010 年版的第 3 章～第 6 章）；

——修改了清洗、消毒，区分了自动和手动两种情况（见 6.6、6.7，2010 年版的 3.5、3.6）；

——增加了运输的要求（见 6.13）；

——增加了附录 C 和附录 D。

本标准使用重新起草法修改采用 ISO 17664:2017《医疗保健产品的处理　医疗器械制造商提供的处理医疗器械的信息》。

本标准与 ISO 17664:2017 的技术性差异及其原因如下：

——用等同采用的 YY/T 0316 代替了 ISO 14971；

——删除 ISO 17664:2017 中的术语 3.6 医疗器械，该术语的定义与我国医疗器械法规不一致。

——6.6.2 和 6.7.2 中用"符合相关产品标准要求的清洗消毒器"来代替"符合 ISO 15883 标准要求的清洗消毒器"，ISO 15883 标准的各部分未被完全转化为我国标准，且我国还有不同于 ISO 15883 的清洗消毒器产品标准，如 GB 30689—2014、GB/T 35267—2017 等。

本标准还做了下列编辑性修改：

——删除 ISO 17664:2017 的前言；

——将 ISO 17664:2017 参考文献的国际文件用适用的我国文件代替；

——将 ISO 17664:2017 表 B.1 后的段作为表格最后一栏内容。

请注意本文件的某些内容可能涉及专利。本文件的发布机构不承担识别这些专利的责任。

本标准由国家药品监督管理局提出。

本标准由全国消毒技术与设备标准化技术委员会（SAC/TC 200）归口。

本标准起草单位：广东省医疗器械质量监督检验所、北京协和医院、山东新华医疗器械股份有限公司、北京麦迪锦诚医用品有限公司。

本标准主要起草人：胡昌明、张青、林曼婷、吕连生、王洪敏、孙名强。

引　言

本文件适用于那些需要用户或第三方机构进行处理后使用的医疗器械的制造商。这些医疗器械包括：

——可重复使用的医疗器械，需要从临床使用后，进行清洗、消毒和/或灭菌的处理以满足下次使用；

——非无菌提供的一次性使用医疗器械，预期在清洗、消毒后和/或无菌状态下使用，因此需要在使用前进行处理。

随着科技的显著进步，更多复杂的医疗器械被研制并应用于病患的医疗保健。与此同时，这些医疗器械设计上的进步也可能使得该器械更难被清洗、消毒和/或灭菌。

十几年来，清洗、消毒和灭菌技术经历了显著的变化，新系统和新方法被不断地应用于医疗器械的处理。同时，也更深刻地认识到为了确保医疗器械被有效地处理（包括清洗、消毒和/或灭菌等处理），确认很有必要。医疗器械制造商给出充分的说明信息，可以支持终端用户使用有效的设备和过程对医疗器械进行安全有效的处理。

提供医疗器械处理过程的详细指引，是为了将感染因子传播的风险降到最低。此外，有效的处理可将对医疗器械的不良影响降至最小。

清洗是能够让使用后的医疗器械再次被安全使用的重要步骤，医疗器械内外表面的污物（如血液、组织、微生物、清洗剂和润滑剂）不被清除干净，将会影响下一步的消毒和/或灭菌处理，或损害医疗器械的正常功能。由医疗器械制造商提供的一次性使用医疗器械，使用前的处理可在其他处理前先进行清洗。

清洗后，其他因素也可以影响医疗器械的安全有效使用。例如检查和功能测试的程序可能有必要确保医疗器械在使用时不会有安全风险。医疗器械制造商通过提供说明帮助用户进行检查和测试。

需被处理的医疗器械的制造商有责任确保医疗器械的设计能使得医疗器械被有效处理。这包括对常用并已确认的处理方法的考虑，如附录 A 举例所示。附录 A 和附录 B 可作为确认步骤的指南和参考。

医疗器械的处理 医疗器械制造商
提供的信息

1 范围

本标准规定了对于需要先清洗后消毒和/或灭菌处理的医疗器械,其制造商应提供处理信息的要求,从而能确保该医疗器械按其预期用途使用是安全和有效的。这些信息包括医疗器械在初次使用或再次使用前的处理。

本标准没有规定处理说明的定义,而是规定了医疗器械制造商提供详细的处理说明的要求,这些处理包括以下适用的步骤:

a) 使用后现场即时处理;

b) 清洗前准备;

c) 清洗;

d) 消毒;

e) 干燥;

f) 检查和保养;

g) 包装;

h) 灭菌;

i) 贮存;

j) 运输。

本标准适用于介入式或其他直接或间接接触病人的医疗器械。

本标准不适用于以下物品的处理:

——预期不直接接触病人的低度危险性医疗器械;

——用于病人铺单或手术衣类的纺织物;

——制造商规定可直接使用的一次性使用医疗器械。

2 规范性引用文件

下列文件对于本文件的应用是必不可少的。凡是注日期的引用文件,仅注日期的版本适用于本文件。凡是不注日期的引用文件,其最新版本(包括所有的修改单)适用于本文件。

YY/T 0316 医疗器械 风险管理对医疗器械的应用(YY/T 0316—2016,ISO 14971:2007,IDT)

3 术语和定义

下列术语和定义适用于本文件。

3.1

清洁 cleaning

去除物品上的污染物,使之达到进一步处理或预期用途所需的程度。

[GB/T 19971—2015,定义2.7]

注:清洁是为了医疗器械被安全处理和/或下一步的处理,常使用清洗剂和水,通过自动或人工的方法去除医疗器

械的表面、缝隙、锯齿、关节和管腔等处附着的污染物(如血、蛋白质和其他碎物)。

3.2

消毒因子　disinfecting agent

能够减少存活的微生物数量的物理或化学物质。

3.3

消毒　disinfection

将物品上的存活微生物数量减少到预先规定的水平,以达到规定要求。

3.4

人工清洗　manual cleaning

不使用自动化处理的方法去除物品上的污染物,以满足下一步的处理或使用。

3.5

制造商　manufacturer

以其名义制造预期可用的医疗器械并负有医疗器械设计和/或制造责任的自然人或法人,无论此医疗器械的设计和/或制造是由该自然人或法人进行,或由另外的一个或多个自然人或法人代表其进行。

[YY/T 0287—2017,定义3.10]

注:制造商的定义也需符合国家或地区的法规要求。

3.6

包装系统　packaging system

无菌屏障系统和保护性包装的组合。

[GB/T 19971—2015,定义2.28]

3.7

处理　processing

为满足预期使用要求,对新的或使用过的医疗器械进行的准备工作。

注:本标准中的处理包括清洗、消毒和/或灭菌。

3.8

处理者　processor

为满足预期使用要求,负责对新的或使用过的医疗器械进行准备工作的机构和/或个人。

3.9

保护性包装　protective packaging

用来防止无菌屏障系统及其内容物在使用前被破坏的材料构造。

[GB/T 19971—2015,定义2.37]

3.10

可重复使用医疗器械　reusable medical device

制造商标明或预期适合处理和重复使用的医疗器械。

3.11

使用寿命　service life

医疗器械在预期使用中能保持适宜和安全情况下,可耐受的处理周期数和/或生命周期。

3.12

一次性使用医疗器械　single-use medical device

由制造商标明或预期为一次性使用的医疗器械。

注:一次性使用医疗器械将不能被再处理和再使用。

3.13

无菌的　sterile

无存活微生物的。

[GB/T 19971—2015,定义 2.43]

3.14

无菌屏障系统　sterile barrier system

为了产品在使用时保持无菌,防止微生物进入的最低限度的包装。

[GB/T 19971—2015,定义 2.44]

3.15

无菌保证水平　sterility assurance level

灭菌后产品上存在单个活微生物的概率,用 10 的负指数表示。

注：改写 GB/T 19971—2015,定义 2.46。

3.16

灭菌　sterilization

经确认的使产品无存活微生物的过程。

[GB/T 19971—2015,定义 2.47]

注：在灭菌处理时,微生物死亡规律用指数函数表示。因此,在任何单件产品上微生物的存活可用概率表示。概率
可以降到很低,但是不可能降为零。

3.17

灭菌因子　sterilizing agent

在规定的条件下,具有充分的杀灭活力以达到无菌的物理或化学物质,或其组合。

[GB/T 19971—2015,定义 2.50]

3.18

最终处理　terminal process

使医疗器械按预期用途能被安全使用的最后处理步骤。

3.19

确认　validation

为确定某一过程可持续生产出符合预定规格产品所需结果的获取、记录和解释的文件化程序。

[GB/T 19971—2015,定义 2.55]

3.20

验证　verification

通过提供客观证据来证实规定的要求已被满足。

3.21

清洗消毒器　washer-disinfectors

预期对物品进行清洗和消毒的设备。

4　信息中的处理的确认

4.1　随医疗器械一并提供的信息中的每一处理步骤,医疗器械制造商都应进行确认。确认应证实每个
处理步骤都是适合的。

4.2　医疗器械制造商应提供处理过程的确认已被实施的客观证据,证实该医疗器械在按规定顺序处理
后将是清洁的、已消毒的和/或已灭菌的。

注 1：除了制造商有义务证明提供的信息有效外,相关管理部门还可以要求由处理者确认该处理的最终有效性。

注 2：相关管理部门可允许或要求使用其他一个方法处理。在这种情况下，通常需要由处理者来确认这个处理的有效性。

4.3 若制造商提供的不同医疗器械具有共同属性，那么它们的确认可按产品族来进行。若采取这种方法，医疗器械制造商应证实不同医疗器械之间的共性，并在确认中考虑产品族的最不利状态。

注：参见 C.1。

5 风险分析

医疗器械制造商应进行风险分析，以确定提供给用户处理信息的内容和详细程度。医疗器械制造商对医疗器械的风险管理应符合 YY/T 0316。

注 1：与处理有关的风险分析可包括但不限于：

——医疗器械的性质和设计；

——医疗器械上污染物的属性；

——预期用途；

——医疗器械的生命周期；

——可预见的使用错误或误操作；

——用户培训；

——处理所需设备；

——处理所需附件和耗材；

——医疗器械必要的保养；

——上市后信息；

——重复使用的次数限制；

——必要警告。

4.2 注 2 中其他处理的确认也可参考以上要点。

注 2：医疗器械分类相关信息参见附录 C，可用于帮助风险分析。

6 医疗器械制造商提供的信息

6.1 一般要求

6.1.1 本条款规定的信息应考虑到医疗器械的性质及其预期用途。

6.1.2 当最终处理是消毒时，医疗器械制造商应规定经过确认的方法，以降低医疗器械在预期使用中感染因子的传播风险。医疗器械制造商应在处理说明中规定所需的特定技术和配件，使得处理者能够对医疗器械进行合适的处理。

6.1.3 当最终处理是灭菌时，医疗器械制造商应规定经过确认的方法以达到要求的无菌保证水平。医疗器械制造商应在处理说明中规定所有特定的要求，使得处理者能够对医疗器械进行合适的处理。

6.1.4 医疗器械制造商在提供处理说明时应注意：

——现行的国家、国际标准和指南；

——特定培训的需求；

——处理者通常可使用的处理设备。

注：关于医疗器械分类的信息可参见附录 A 和附录 C，以帮助识别所需的信息。

6.1.5 在规定的处理中所需的设备或材料，应使用其通用名或技术规范来识别。在通用名不能提供足够信息的情况下，可增加商品名(参见 D.2)。

6.2 处理说明

6.2.1 对医疗器械处理的每一个阶段，应至少规定一种经确认的方法。方法应与医疗器械的目标市场相符。

注：相关信息参见附录 A。

6.2.2 当以下信息对于保持医疗器械的预期功能,并且与用户和病人的安全密切相关时,应说明:

a) 处理步骤的详细信息;

b) 设备和/或附件的描述;

c) 处理参数及允差的规范。

注：合适的信息文本参见附录 B。

6.3 处理的局限和限制

6.3.1 若按照医疗器械制造商的说明处理医疗器械会导致性能下降,那么就会影响医疗器械的使用寿命,例如影响医疗器械的功能、生物相容性或处理有效性,那么医疗器械制造商应向处理者提供有关处理的限制信息。

6.3.2 若医疗器械的使用寿命受到处理周期次数的限制或其他使用时间指标的限制,则也应提供该信息。

注：例如医疗器械制造商可以提供一个监测实际处理周期数的方法。

6.3.3 若已知医疗器械对某种物质或处理条件不相容,那么应提供该信息。

6.4 使用后现场即时处理

若使用后的医疗器械要求处理前的现场准备,以确保医疗器械后续处理有效,则应提供以下信息(若适用):

a) 即时处理技术的描述;

b) 需要执行的任何检查;

c) 医疗器械使用与即时处理和/或下一步处理的间隔时间;

d) 对支持系统和/或运输容器的描述;

e) 运输步骤的描述。

6.5 清洗前的准备

若医疗器械在清洗前需要预处理,以确保该医疗器械的有效处理,则应提供以下适用的信息:

a) 医疗器械拆卸操作的描述;

b) 医疗器械准备过程的描述;

c) 测试程序的描述;

d) 预清洁过程的描述;

e) 所需的附件和工具。

注：详细指导参见附录 A。

6.6 清洗

6.6.1 一般要求

6.6.1.1 应至少规定一种经确认的自动清洗方法(经确认的人工清洗可作为自动清洗确认的一部分),除非医疗器械不能耐受任何的自动清洗处理,那么在这种情况下,应有警告用户注意此问题的声明。

6.6.1.2 若不能进行自动清洗,则应规定经确认的人工清洗方法。

6.6.2 自动清洗

6.6.2.1 若自动清洗建议使用符合相关产品标准要求的清洗消毒器,那么自动清洗的信息可仅限于医疗器械相关的参数,例如特定的负载组合、装载位置、连接、附件、化学剂、压力或温度的限值,还有清洗消毒器符合相应标准的声明。

6.6.2.2 若医疗器械的清洗要求是不允许使用声明符合相关产品标准的清洗消毒器,那么应包括提供以下适用的信息:

    a) 处理和处理参数的描述,参数应给出医疗器械所能承受的限值范围;

    b) 所需附件的描述;

    c) 所需化学剂的名称和浓度;

    d) 使用的任何清洗剂的接触时间;

        注1:医疗器械制造商的使用说明可指导处理者利用化学剂生产商的说明书,查阅化学剂的浓度、温度和接触时间。

        注2:见6.1.5。

    e) 使用水的水质;

    f) 漂洗的技术(若在清洗阶段不将残留物漂洗干净,那么在后续步骤中残留物可能会影响消毒剂或灭菌剂的作用);

    g) 已知与医疗器械不兼容的清洗剂的名称。

        注3:若已满足6.6.2.1的要求,医疗器械制造商也可以提供6.6.2.2的附加信息。

6.6.3 人工清洗

若指定了人工清洗方法,应包括以下信息(若适用):

    a) 人工清洗处理的每一步骤的说明和各步骤的顺序;

    b) 处理和处理参数的描述,参数应给出医疗器械所能承受的限值范围;

    c) 所需附件的描述;

    d) 所需化学剂的名称和浓度;

    e) 使用的任何清洗剂的接触时间;

        注:医疗器械制造商的使用说明可指导处理者利用化学剂生产商的说明书,查阅化学剂的浓度、温度和接触时间。

    f) 使用水的水质;

    g) 漂洗的技术(若在清洗阶段不将残留物漂洗干净,那么在后续步骤中残留物可能会影响消毒剂或灭菌剂的作用);

    h) 已知与医疗器械不兼容的清洗剂的名称。

6.7 消毒

6.7.1 一般要求

6.7.1.1 若医疗器械预期被消毒,至少应规定一种经确认的自动消毒方法,除非医疗器械不能耐受任何的自动消毒处理,那么在这种情况下,应有警告用户注意此问题的声明。

6.7.1.2 若不能进行自动消毒,则应指定经确认的人工消毒方法。

    注:消毒可以是医疗器械的中间或终端处理。

6.7.2 自动消毒

6.7.2.1 若自动消毒建议使用符合相关产品标准要求的清洗消毒器,那么自动消毒的信息可仅限于医疗器械相关的参数,例如特定的负载组合、装载位置、连接、附件、化学剂(当采用化学消毒或化学热力消毒时)、压力或温度的限值,还有清洗消毒器符合相应标准的声明。

6.7.2.2 若医疗器械的消毒要求是不允许使用声明符合相关产品标准的清洗消毒器,那么应包括提供以下适用的信息:

    a) 处理和处理参数的描述,参数应给出医疗器械所能承受的限值范围;

b) 所需附件的描述；

c) 所需化学剂的名称和浓度；

d) 使用的任何消毒因子的接触时间；

注1：医疗器械制造商的使用说明可指导处理者利用消毒剂生产商的说明书，查阅浓度、温度和接触时间。

e) 使用水的水质；

f) 漂洗的技术；

g) 已知与医疗器械不兼容的消毒因子的名称。

注2：若已满足6.7.2.1的要求，医疗器械制造商也可以提供6.7.2.2的附加信息。

6.7.3 人工消毒

若规定了人工消毒方法，应包括以下适用的信息：

a) 人工消毒处理的每一步骤的说明和各步骤的顺序；

b) 处理和处理参数的描述，参数应给出医疗器械所能承受的限值范围；

c) 消毒处理所需附件的描述；

d) 消毒处理所需化学剂的名称和浓度；

e) 使用的任何消毒因子的接触时间；

注1：医疗器械制造商的使用说明可以指导处理者参考化学剂生产商的说明，使用时参考浓度、温度和接触时间等参数。

f) 使用水的水质；

g) 漂洗的技术；

h) 已知与医疗器械不兼容的消毒因子的名称。

注2：消毒可与医疗器械清洗同时进行。

注3：使用化学消毒时，清洗过程的残留物可影响消毒效果，因此需要考虑6.6.2.2 f)和6.6.3 g)，确保清洗的最后阶段时，医疗器械上的任何残留物在规定限值内。

6.8 干燥

若干燥是必要的，那么应至少规定一种经验证的干燥方法。若规定了干燥方法，应包括以下适应的信息：

a) 处理和处理参数的描述，参数应给出医疗器械所能承受的限值范围；

b) 干燥处理所需附件的描述；

c) 所使用干燥剂的规格；

d) 为方便干燥而使用的技术和任何特殊要求。

注：干燥可作为自动清洗和消毒过程的一部分来实现。

当加入漂洗助剂时，会降低生物相容性。

6.9 检查和保养

若在处理过程中或之后需要检查、功能测试、保养（包括更换零件）或校准医疗器械，以确保医疗器械的正常功能和安全使用，则应提供相关信息。应包括以下适用的信息：

a) 检查该器械的方法和性能标准。特别注意医疗器械功能，包括它对病人安全和安全使用的影响；

b) 医疗器械的调整和/或校准方法；

c) 润滑剂的种类、用量和用法；

d) 医疗器械重新装配的说明；

e) 用于保养医疗器械的特殊工具的描述。

6.10 包装

在处理过程中和/或之后,若需要使用包装和盛放医疗器械的方法,则应说明该方法及其与以下项目的相容性:

a) 其他处理阶段的特定条件;

b) 医疗器械本身。

注:包装会影响灭菌条件的实现。在 GB/T 19633.1 和 ISO/TS 16775 中提供了具体包装的指南。

6.11 灭菌

6.11.1 若医疗器械预期要被灭菌,至少应规定一种经过确认的灭菌方法。

6.11.2 若推荐的灭菌过程满足相应的标准要求,如湿热(参见 GB 18278.1)、低温蒸汽甲醛(参见 YY/T 1464)、环氧乙烷(参见 GB 18279.1)或干热(参见 YY/T 1276),那么处理信息可仅限于医疗器械相关的参数,如特定的负载组合、附件、压力、时间或温度限值等,还有过程标准的符合性声明。

6.11.3 若医疗器械的灭菌要求不符合 6.11.2 所列标准的过程要求,则应包括以下适用的信息:

a) 对所使用技术的描述;

b) 医疗器械灭菌所需的附件;

c) 处理和任何处理条件限制的描述;

d) 灭菌处理所需灭菌剂的名称和浓度;

e) 在湿热和/或低温蒸汽甲醛灭菌等灭菌方法中,蒸汽的冷凝水中所含污染物的名称及最大值;

f) 灭菌因子所需的温度;

g) 灭菌过程中所需的相对湿度;

h) 灭菌因子的最小维持或暴露时间;

i) 灭菌过程所需的压力;

j) 对灭菌后相关技术和活动的描述;

k) 当灭菌方法不适用于上述 a)～j)的内容时,要向灭菌器生产商提供该医疗器械已经确认的灭菌模式和特定周期。

注:若已满足 6.11.2 的要求,医疗器械制造商可以选择提供符合 6.11.3 的附加信息。

6.12 贮存

若适用,应提供已经处理好的医疗器械使用前的贮存时间或贮存条件的任何特定限制信息。

6.13 运输

6.13.1 若适用,应提供医疗器械从一个地点转运到另一个地点的任何特殊要求的信息。

6.13.2 为了防止在运输过程中损坏医疗器械,制造商可推荐使用特定的层架、托盘或硬质容器。

注:关于运输的进一步信息参见附录 A。

7 信息表达

7.1 应提供处理说明。若说明是电子格式,则印刷格式的版本应按需提供。处理说明应适当地包含本标准第 6 章所要求的信息。

注:附录 B 中提供了医疗器械详细信息的示例格式,表 B.1 的使用者可复制此表使用。

7.2 对于那些不需要处理说明的医疗器械,可采用其他沟通方式,如用户手册、符号(参见 YY/T 0466.1、GB/T 16273)或挂图,单独提供或以电子方式提供。

附 录 A

（资料性附录）

常用的处理方法

A.1 消毒或灭菌前的彻底清洗是很重要的。若医疗器械是非清洁的,消毒或灭菌过程可能会受到限制。若医疗器械没有被正确有效地处理,可能会导致感染源的传播。类似的其他影响也会发生,例如医疗器械的腐蚀和/或功能不正常。

A.2 表 A.1 是协助医疗器械制造商考虑可包括在处理说明中的处理方法。它是在医疗机构中通常执行的处理步骤的汇总。按过程的各个阶段顺序(例如使用后处理前的准备,清洗等),进一步说明各阶段中的处理步骤,以及实现这一步的目标的常用方法。该表可以帮助医疗器械制造商选择合适的方法和步骤,并由用户实施。

A.3 这些信息也方便用户考虑为某些医疗器械选择适当的处理方法。因此,它可以作为第 5 章所要求的风险分析的考虑内容,以确定警示范围,以避免采用对某一特定医疗器械的破坏性或不安全的处理方法。

A.4 说明和确认特定医疗器械的具体处理方法是医疗器械制造商的责任。

注:本标准的用户可以制作表 A.1 的副本。

表 A.1 医疗机构典型的处理步骤

过程	过程阶段	相关因素	制造商提供的信息示例(若适用),包括警告和注意事项	推荐步骤(是/否/不适用)
全过程	全过程	全过程	若需要特殊的人员保护,请描述适当的个人防护装备	
使用后处理前的现场准备	去除污染	去除大块污垢	——擦拭干净; ——清水漂洗; ——冲洗管腔; ——其他	
	运输准备	防止有机物干燥	——在容器中放置指定的浸泡溶液; ——要求初步处理	
		容器安全运输	——保护医疗器械、环境和人员所需的方法(放置在防刺穿容器内,使用锐器保护装置、定位装置和支架来保护器械,使用特定的容器或标签要求等); ——运输方式(任何专用推车、层架或其他运输方式)	
准备清洗	准备	拆卸	——若需要拆卸,提供带图片的器械拆卸说明	
		去除大块碎物	——使用喷枪或其他冲洗装置; ——任何特殊的工具或设备,例如刷子	
		测试程序	——软式内镜的泄漏测试	

表 A.1（续）

过程	过程阶段	相关因素	制造商提供的信息示例(若适用)，包括警告和注意事项	推荐步骤(是/否/不适用)
清洗	人工清洗	附件	——刷子(指定类型、尺寸、刷毛类型等)； ——喷枪或其他冲洗附件(包括任何最小和/或最大压力)； ——水槽、水槽配置等所需尺寸； ——其他特殊附件	
		水	——水质量； ——医疗器械可以承受的任何最高温度； ——水量需求	
		化学剂	——使用的化学剂类型(碱性,酸性,中性 pH,酶溶液、酶泡沫、水等)； ——可能与化学剂生产商推荐不同的或未规定的任何参数	
		漂洗	——可能与化学剂生产商推荐不同的或未规定的任何参数,如确定足够漂洗方法(最少水量、时间等)	
	超声清洗	化学剂	——是否使用清洗剂,若使用则规定类型	
		时间	——医疗器械暴露于超声清洗的时间(若适用)	
		参数	——规定的处理条件,例如时间、温度、超声功率密度和频率	
		连接器	——层架、连接器和负载架	
	自动清洗	过程的化学剂	——化学剂的种类(碱性,酸性,中性,酶溶液,漂洗助剂)	
		水	——水质量； ——医疗器械可以承受的任何最高温度	
		周期参数	——周期参数(时间、温度或周期类型,如"器械周期"、"器皿周期"等),对于每个阶段还包括任何最小和/或最大允许值	
		连接器	——层架、连接器和负载架； ——管腔器械架或专用清洗消毒器； ——器皿架； ——其他	

表 A.1（续）

过程	过程阶段	相关因素	制造商提供的信息示例（若适用），包括警告和注意事项	推荐步骤（是/否/不适用）
消毒	液体化学	自动或人工	——可使用的液体化学剂的兼容种类（组成和活性成分）； ——经确认消毒时间和温度； ——冲洗的水质和冲洗的最少水量	
	热力	自动	——医疗器械能承受的最长时间和最高温度； ——最终漂洗水的水质	
干燥			——医疗器械应如何干燥（建议的最大压缩空气压力，人工擦拭，加热等）； ——若建议擦拭，使用少毛絮的抹布； ——医疗器械能承受的最高温度	
检查和保养			——对保证功能的任何要求，如锐化、润滑，测试设备功能，测试护套完整性	
包装	重新组装		——医疗器械在灭菌前不需要重新组装（或只是部分组装）； ——带图片和/或文本的装配说明	
	包装	无菌屏障系统的类型（若需要特定规格和/或结构的无菌屏障系统）	——灭菌包装； ——预成型无菌屏障系统； ——可重复使用的硬质灭菌容器	
		其他系统	内镜真空包装系统； ——带盖子和/或一次性外罩的内镜运输容器	
灭菌	湿热	去除空气	——医疗器械要达到灭菌条件，经确认的去除空气相关要求（如脉冲的高点和低点，脉冲深度和脉冲个数等）	
		灭菌阶段	——经确认的医疗器械灭菌关键过程参数（如灭菌时间、温度）； ——与特定医疗器械有关的参数和/或附件，如压力、密度、质量 （参见 YY/T 1600）	
	环氧乙烷		——经确认的环氧乙烷浓度、时间、温度、相对湿度； ——解析所需的时间和温度 （参见 GB/T 16886.7）	
	气态过氧化氢		——经确认的设备型号/类型和灭菌周期； ——所需附件	

表 A.1（续）

过程	过程阶段	相关因素	制造商提供的信息示例（若适用），包括警告和注意事项	推荐步骤（是/否/不适用）
灭菌	低温蒸汽甲醛		——经确认的甲醛浓度、时间、温度； ——解析所需的时间和温度	
	其他灭菌过程		——经确认的灭菌过程，包括灭菌周期和灭菌条件	
贮存			——特殊贮存条件（持续时间、温度及相对湿度）	
运输		运输到使用点	——与医疗器械预期用途相关运输的特殊说明	
		运输到外部机构	——安全运输医疗器械到外部维修机构的特殊说明； ——为易损的医疗器械能被安全地运输和处置，需要的特殊处理说明； ——保护医疗器械、环境和人员所需的方法（放置在防刺穿容器内，使用锐器保护装置、定位装置和支架来保护器械，使用特定的容器或标签要求等）	

附 录 B
（资料性附录）
可重复使用医疗器械的处理信息举例

B.1 处理者可处理来自不同医疗器械制造商提供的医疗器械,为了清晰起见,医疗器械制造商宜采用一致的表述方式。

B.2 为达到一致的表述,医疗器械制造商可依据表 B.1 给出处理说明。

B.3 医疗器械制造商宜将所有需要的信息都包括在内且容易被理解,信息的各要素能做到重点突出。

B.4 表 B.1 提供一种可供医疗器械制造商使用的格式,以确保一致性,并适用于大多数医疗器械。

注:这个模板是一种格式化表格。其中的信息可能有多种不同的格式,但可以使用相同的标题。

B.5 说明宜清晰简练并符合国家的语言规范。

B.6 参考材料和设备尽可能是通用的。

B.7 对拆卸/装配、保养和检查/测试的说明和图表(若适用)可单独记录下来(这些说明更有可能是针对某一特定医疗器械的,而其他说明则更可能适用于某一组或某一族医疗器械)。

B.8 表格中所有条目均宜保留。合适的地方可使用如"无特殊要求""不适用"等词句。

B.9 符号字段可参考医疗器械或其包装上的标记说明。

表 B.1 处理说明(可重复使用的医疗器械)

制造商:〈制造商名称〉方法:〈参考〉符号:〈符号〉 设备:〈分类编号和设备描述,或通用型号〉	
警告	〈关于不适用的化学剂、参数、特别注意的警告〉
处理的限制	〈允许的再处理次数或达到设备使用寿命终点的其他指示〉
使用后处理前的现场准备	〈说明/注意事项〉
清洗前的准备	〈说明/注意事项〉
清洗(自动)	〈说明/注意事项,包括装置/材料/参数〉
清洗(人工)	〈说明/注意事项,包括装置/材料/参数〉
消毒	〈说明/注意事项,包括装置/材料/参数〉
干燥	〈说明/注意事项,包括装置/材料/参数〉
保养、检查和测试	〈说明/注意事项,包括装置/材料/参数〉
包装	〈说明/注意事项,包括材料/方法〉
灭菌	〈说明/注意事项,包括装置/材料/参数〉
贮存	〈说明/注意事项〉
附加信息	〈其他有用的信息〉
联系制造商	〈进一步的合同信息〉
以上提供的说明已经过医疗器械制造商的确认,可用于医疗器械的再处理。处理者的责任是确保在处理机构实际工作中使用了适宜的设备、材料和人员,并达到预期效果。这要求在日常监视中对处理进行验证和/或确认。 发布日期〈日期〉	

附　录　C

（资料性附录）

医疗器械的分类

C.1　一般要求

C.1.1　依照本标准的范围,医疗器械可以有多种分类方法。最常见的方法是基于造成伤害的潜在风险（如斯伯尔丁分类）或对过程的挑战。过程挑战的分类设计通常基于医疗器械的设计分组。通过对医疗器械进行分类,制造商可以更好地满足第4章、第5章和第6章的要求。

C.1.2　有一些标准和指导文件为医疗器械分类提供方法,包括 GB/T 35267、YY/T 1600、EN 16442、AAMI/TIR 12 和 AAMI/TIR 30。这些文件中的大多都采用了产品族的概念。这一概念在处理用设备的性能鉴定阶段特别有用,也可以用于医疗器械制造商对其处理说明的确认。

C.2　斯伯尔丁分类

C.2.1　斯伯尔丁(1957)基于器械传播感染的潜在风险,提出分为三类医疗器械。这是一种合理的方法用于消毒和灭菌病人护理用品和设备。斯伯尔丁分类设计如此地清晰合理,因此感控专家和相关人员在计划消毒或灭菌方法时被沿用、改进和成功使用。其他分类方法也会被使用。

医疗器械的分类取决于医疗器械的预期用途。

C.2.2　低度危险性物品

低度危险性物品与完整皮肤接触,或不与病人直接接触。

示例：血压袖带、便盆、拐杖和环境表面。

C.2.3　中度危险性物品

中度危险性物品与黏膜或非完整皮肤接触。

示例：麻醉设备、呼吸设备。

C.2.4　高度危险性物品

高度危险性物品进入人体无菌的组织、器官等。

示例：手术器械、植入物、介入式医疗器械。

C.3　从医疗器械处理的设计来分类

C.3.1　关键原则

医疗器械制造商宜考虑器械的尺寸、形状或结构能使得处理者对该医疗器械进行清洗、消毒或灭菌。在医疗器械的设计中,使用的材料宜与清洗和消毒过程中建议使用的化学剂相兼容。理解影响处理成功的各种因素是关键。第5章要求制造商进行风险分析,以确定所提供的处理信息的内容和细节。通过将医疗器械分成不同类别或产品族,能将处理做得更好。

C.3.2　设计关注

设计时宜考虑到以下特征,从而有助于清洗、消毒或灭菌处理获得成功和便利。关注的设计特征如下所列：

——尺寸（例如：显微外科器械）；

——重量；

——裂缝；

——轴动结构(例如：咬骨钳)；

——阀门；

——高精度配件；

——软管设计；

——内部多腔；

——不易触及的管路；

——清洗时未完全打开的钳/接头(例如：幽门钳)；

——内部小零件(例如：弹簧、磁体)；

——连接面和被遮挡间隙的尺寸；

——粗糙和不规则的表面；

——连接件(例如：鲁尔接头)；

——多孔材料；

——绝缘护套与活动机械装置的结合；

——封闭或半封闭的腔体；

——由电机驱动的动力装置和可以捕获碎片的通道；

——内部运动部件，如护套内的多根控制电缆；

——收缩管和涂层；

——与化学剂相容性有限的材料，容易被擦伤或腐蚀；

——紧密螺旋缠绕的金属轴(例如：软式内镜钳上的螺旋缠绕轴)；

——热敏；

——压力敏感。

附　录　D
（资料性附录）
医疗器械制造商需提供信息的附加指南

D.1　评估合适的处理方法（见第 6 章）

对合适的处理方法进行评估是有关部门（例如监管机构、公告机构、认证机构）的一项任务。评估包括处理方法与市场特定要求的相关性。独立评估证明，该注册的医疗器械处理文件符合市场要求和法规对可重复使用医疗器械处理的要求。

D.2　通用信息与商品名（见 6.1.5）

D.2.1　虽然有些化学剂生产商使用相同的基本活性物质，但这些化学剂通常有不同的助剂或敷料，这可能无法通过名称来识别，而且通常是商业机密（专利）。

D.2.2　对一些化学剂的性能评价，例如清洗剂，不受标准的管制；医疗器械制造商通过使用规定的产品和测试方法来确认推荐的处理方法。医疗器械制造商推荐的处理说明是这个确认过程的结果，从而证实医疗器械可以被清洗/消毒，在有要求时，再被灭菌。处理者需要明白产品或参数（例如浓度、温度、pH、水质、采用的技术、接触时间等）的任何变化都会影响处理的结果。

参 考 文 献

［1］ GB/T 16273(所有部分)设备用图形符号

［2］ GB/T 16886.7 医疗器械生物学评价 第 7 部分:环氧乙烷灭菌残留量

［3］ GB 18278.1 医疗保健产品灭菌 湿热 第 1 部分:医疗器械灭菌过程的开发、确认和常规控制要求

［4］ GB 18279.1 医疗保健产品灭菌 环氧乙烷 第 1 部分:医疗器械灭菌过程的开发、确认和常规控制要求

［5］ GB/T 19633.1 最终灭菌医疗器械包装 第 1 部分:材料、无菌屏障系统和包装系统的要求

［6］ GB/T 19971—2015 医疗保健产品灭菌 术语

［7］ GB/T 35267 内镜清洗消毒器

［8］ YY/T 0466.1 医疗器械 用于医疗器械标签、标记和提供信息的符号 第 1 部分:通用要求

［9］ YY/T 1276 医疗器械干热灭菌过程的开发、确认和常规控制要求

［10］ YY/T 1464 医疗器械灭菌 低温蒸汽甲醛灭菌过程的开发、确认和常规控制要求

［11］ YY/T 1600 医疗器械湿热灭菌的产品族和过程类别

［12］ YY/T 0287—2017 医疗器械 质量管理体系 用于法规的要求

［13］ ISO/TS 16775 Packaging for terminally sterilized medical devices—Guidance on the application of ISO 11607-1 and ISO 11607-2

［14］ AAMI /TIR 12 Designing,testing and labeling reusable medical devices for reprocessing in health care facilities:A guide for medical device manufacturers

［15］ AAMI /TIR 30 A compendium of processes,materials,test methods,and acceptance criteria for cleaning reusable medical devices

［16］ EN 16442 Controlled environment storage cabinet for processed thermolabile endoscopes